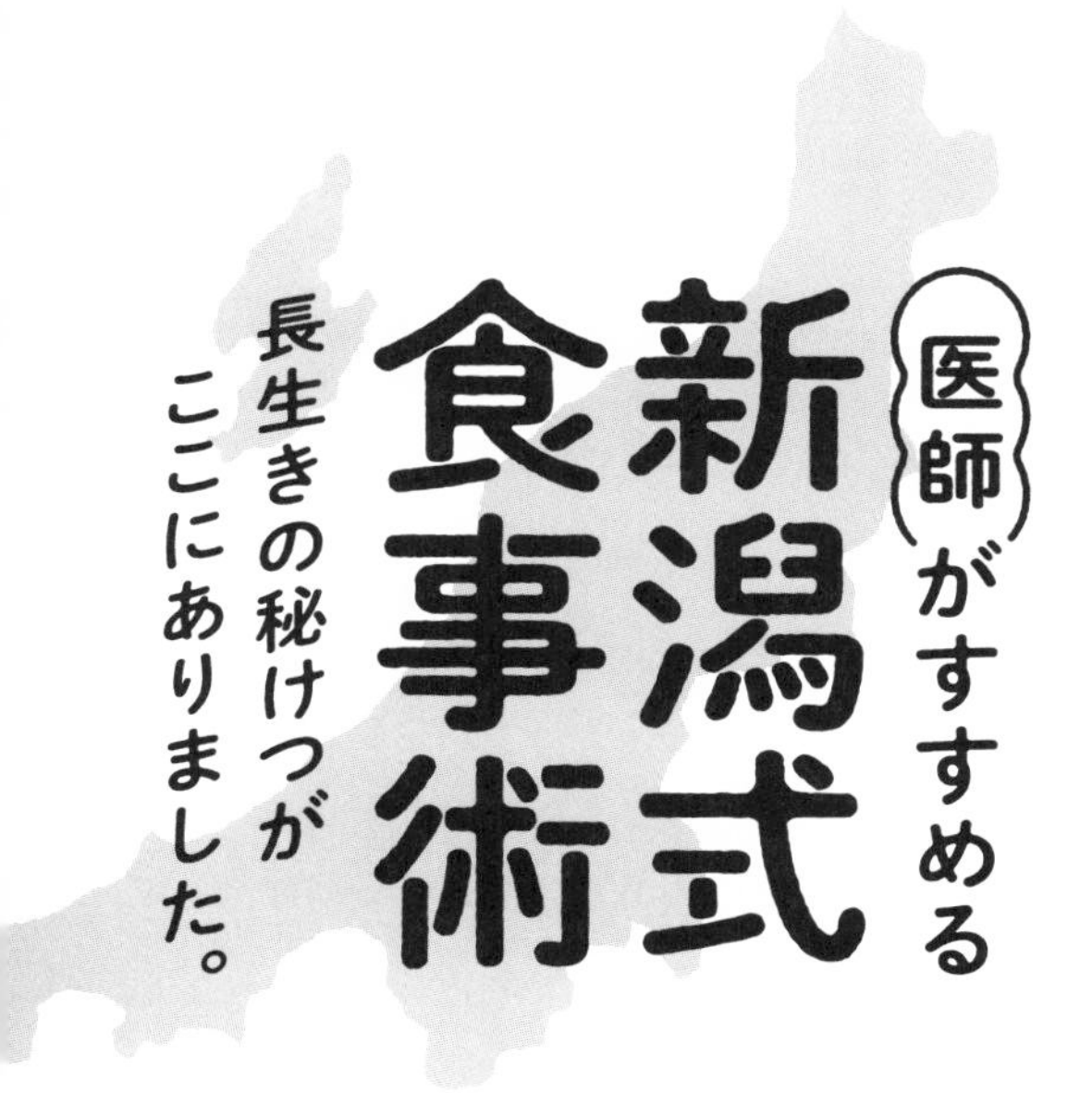

医師がすすめる 新潟式食事術

長生きの秘けつがここにありました。

循環器専門医
五十嵐祐子

アスコム

新潟県民すら
認識していないかもしれない事実を
私は発見しました。

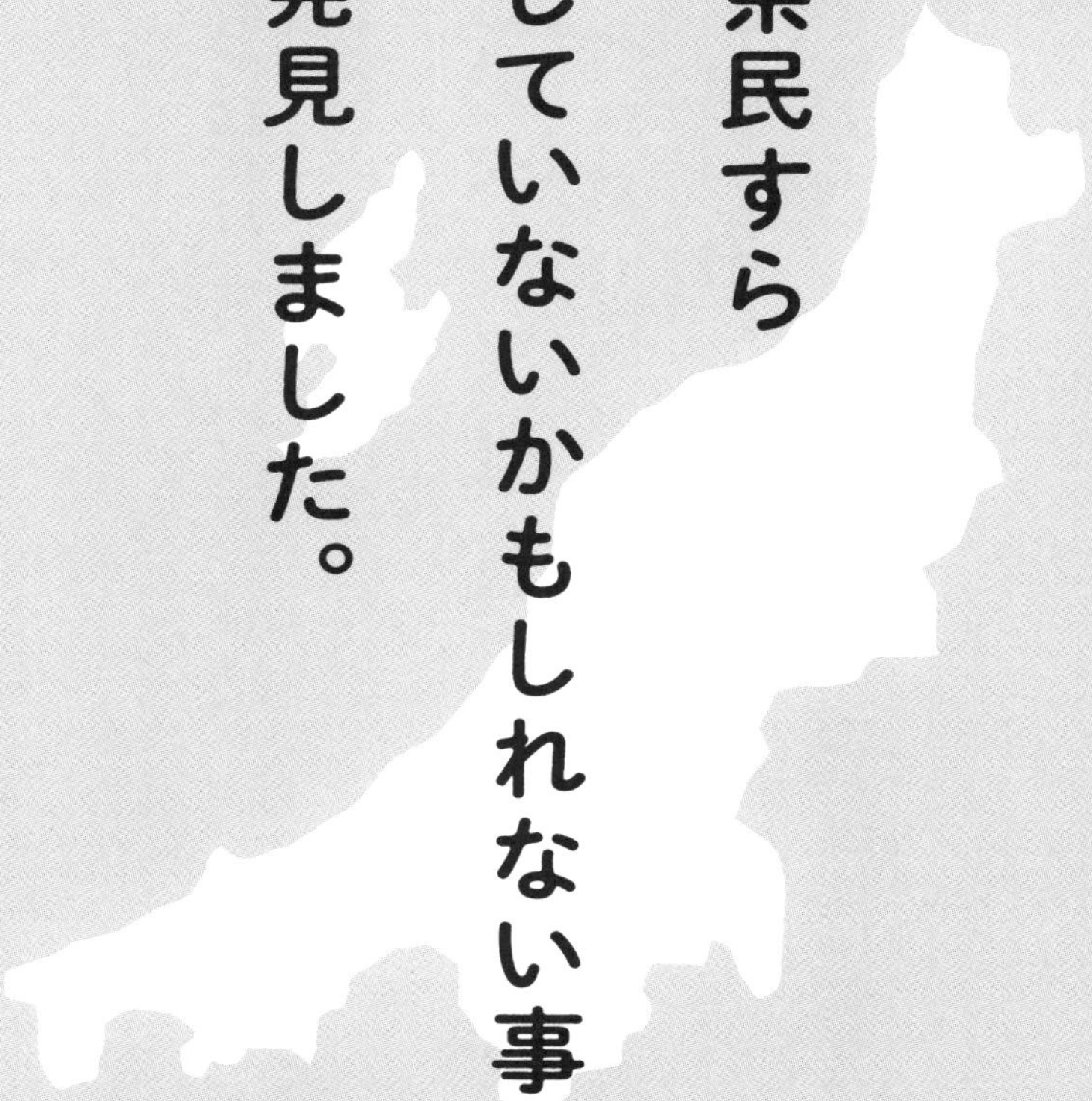

はじめに

医師として20年以上のキャリアを積み、
気が付いたことがあります。

健康のベースは食事にある。

どんなに高度な医療をほどこしても、
普段から体によくない食事をとれば、また病気になる。
そんな人たちを何人も見てきました。

ただどうしても、
そのような人を私は責められずにいました。

「1日30品目食べなさい」
「タンパク質もとりなさい」
「ビタミンもとりなさい」などと矢つぎ早に言われても、
なにを食べたらいいのかがわからない。
面倒くさくなって結局、今までと食生活が
変わらないのも、よくわかります。

はじめに

何かもっとわかりやすい、
指針となるべき食事法を提案できないだろうか。
そのような思いで、いろいろな文献、
書籍をあさる日々を過ごしていたある日、
ふと気が付いたのです。

「私の故郷、新潟の食事に長生き、健康の秘けつがあるのでは」ということに。

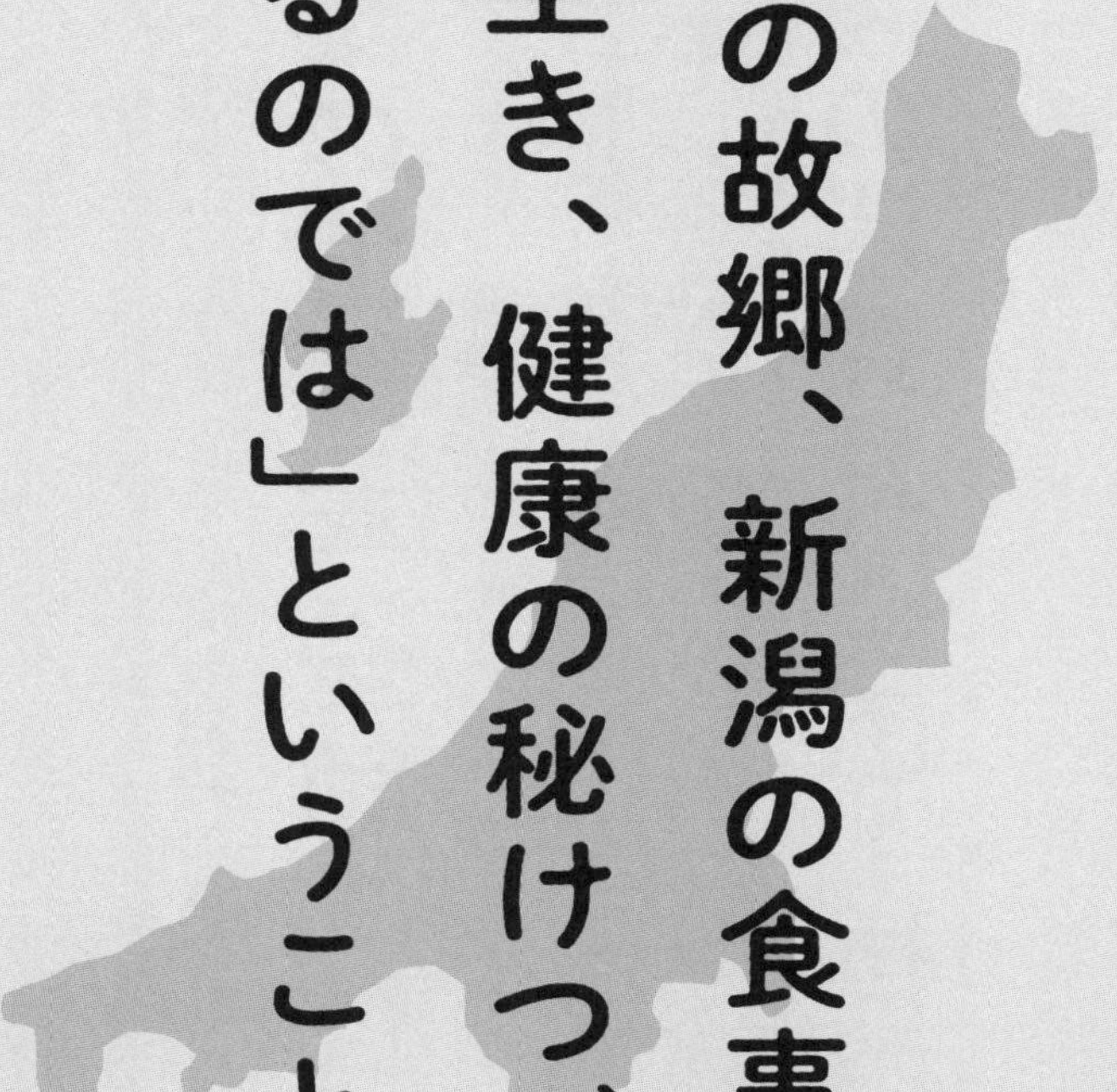

はじめに

ご長寿の栄養素として今注目の食物繊維の塊である、

根菜の消費量 全国1位。

老化、寝たきりを防ぐために、
絶対に必要なタンパク質、ビタミンも豊富な

豚肉の消費量 全国1位。

肝機能を整える「オルニチン」が
たっぷり含まれている
枝豆の消費量全国1位。
そのほか、トマトなどの
生鮮野菜も全国屈指の
消費量を誇り、

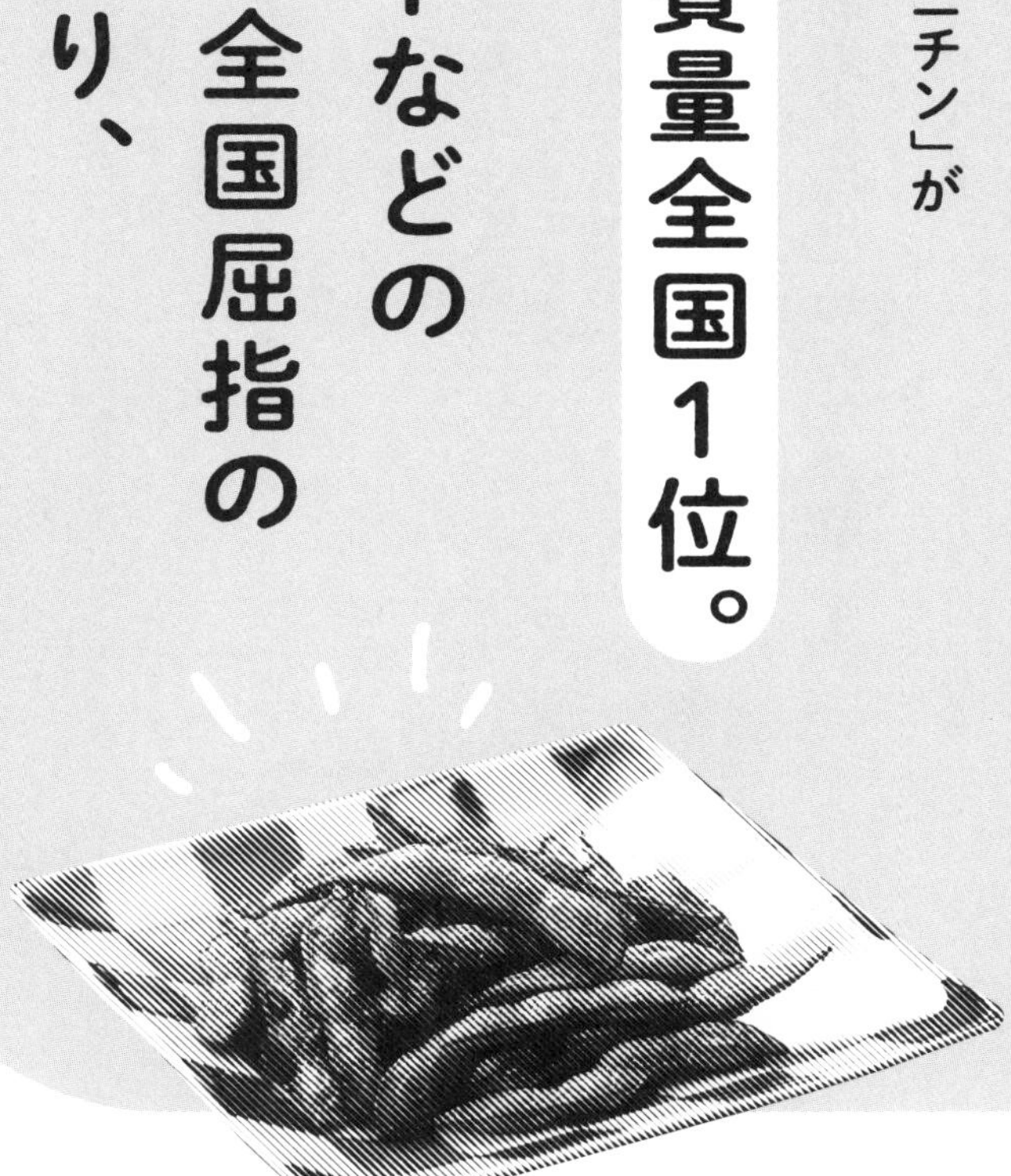

はじめに

老化の原因となる
増えすぎた活性酸素を除去する
アスタキサンチンが豊富な
鮭などの魚介類もよく食べる。
酒どころとあって、発酵食品も豊富。
冷やご飯をよく食べ、整腸効果の高い、
レジスタントスターチも多く摂取している。
いろいろと調べると、新潟県民の一般的な食事こそ、
理想的な、健康食だったのです。

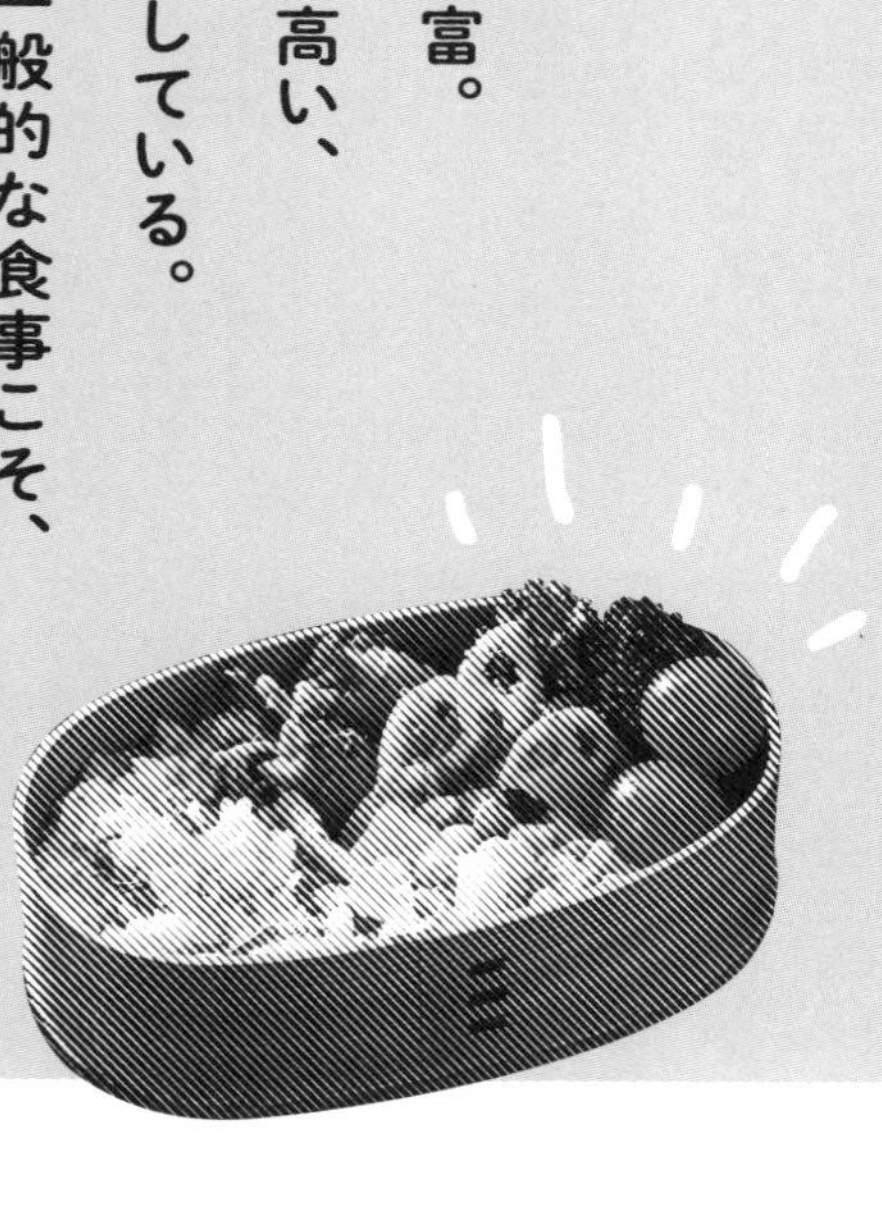

でも、新潟県は、ご長寿ランキングでは、
上位にいる印象はありません。
「健康県と聞いてどこを思い浮かべますか？」
と質問をしても、
新潟と答える人は、
あまりいないのではないでしょうか。
ただ１つ、おもしろいデータが見つかりました。

はじめに

後期高齢者の1人当たりの医療費が、
※全国で1番少ないのが、
新潟
だったのです。

つまり、
医者に頼らない、元気なお年寄りが
日本一多いのが、
新潟県
だったのです。

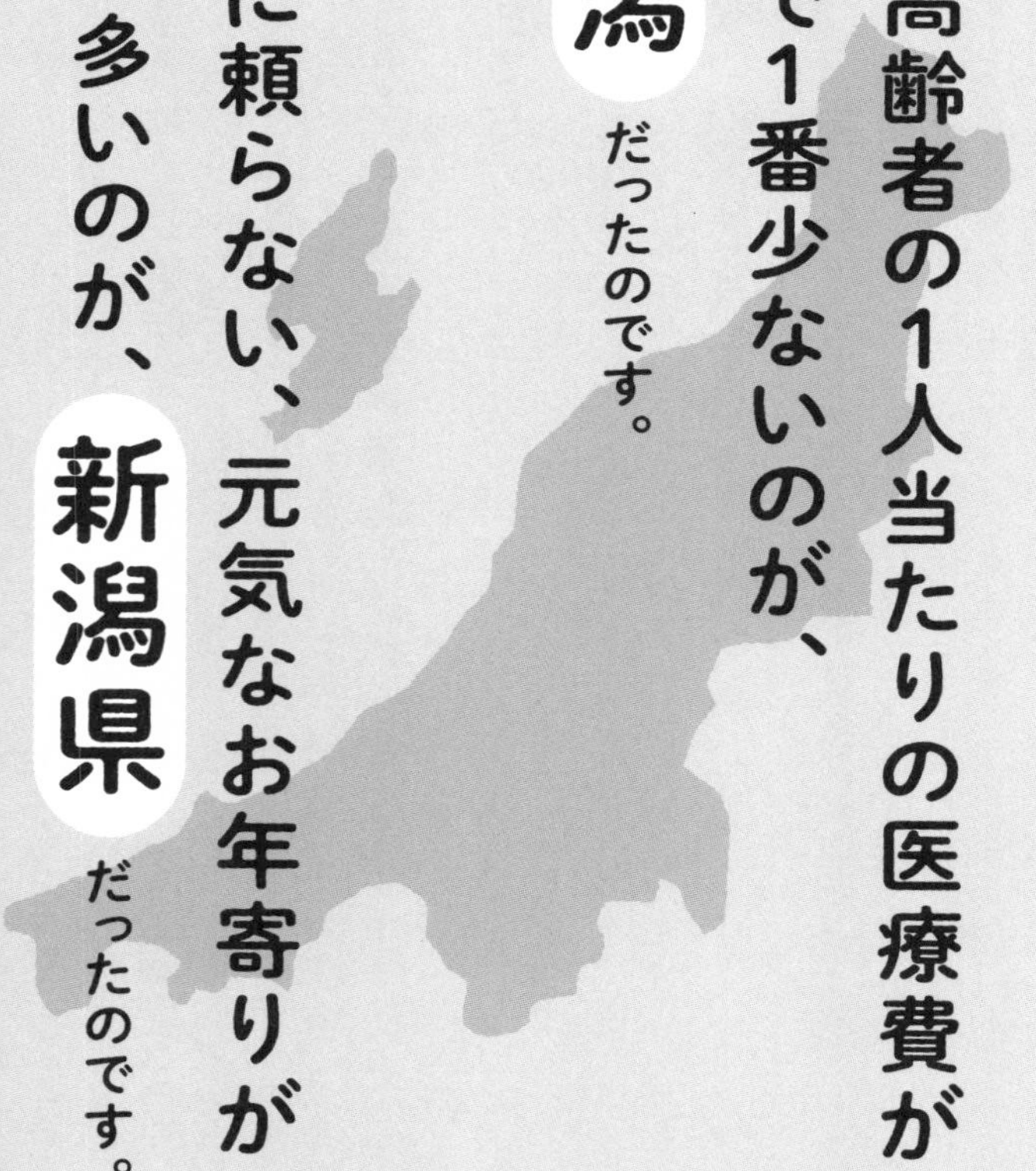

※「後期高齢者医療事業状況報告（平成30年度）」厚生労働省のデータを参照

数年前から私は、生まれた街に恩返しがしたいという思いから、東京での診療だけでなく、週末、生まれ故郷である新潟県上越市の病院でも、外来を手伝うようになりました。

よく帰省するようになって新潟のお年寄りが、元気なことに、あらためて気付かされました。畑仕事をしたり、趣味の釣りを楽しんだりしている方が本当に多いのです。

いろいろなご意見はあるでしょうが、
実際に現地で医療に携わる人間として、
新潟に元気なお年寄りが多いのは、
間違いないと感じています。
できるだけ介護なく
病院にあまりお世話にならず、
日常生活を制限されることなく

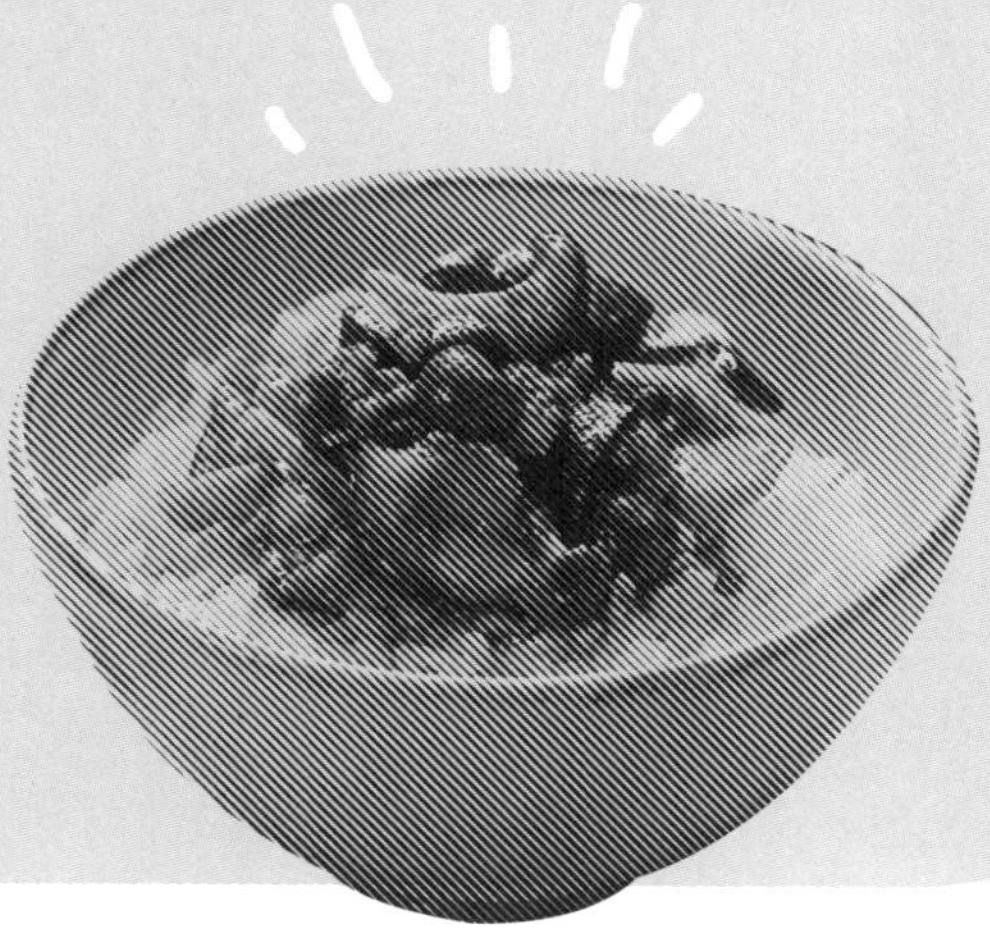

死ぬ直前まで元気でいることこそが、健康で幸せな人生

だと私は考えます。

総合的に考えて、

新潟県は、
実は「隠れた真の健康県」
ではないか。

との結論にいたったのです。

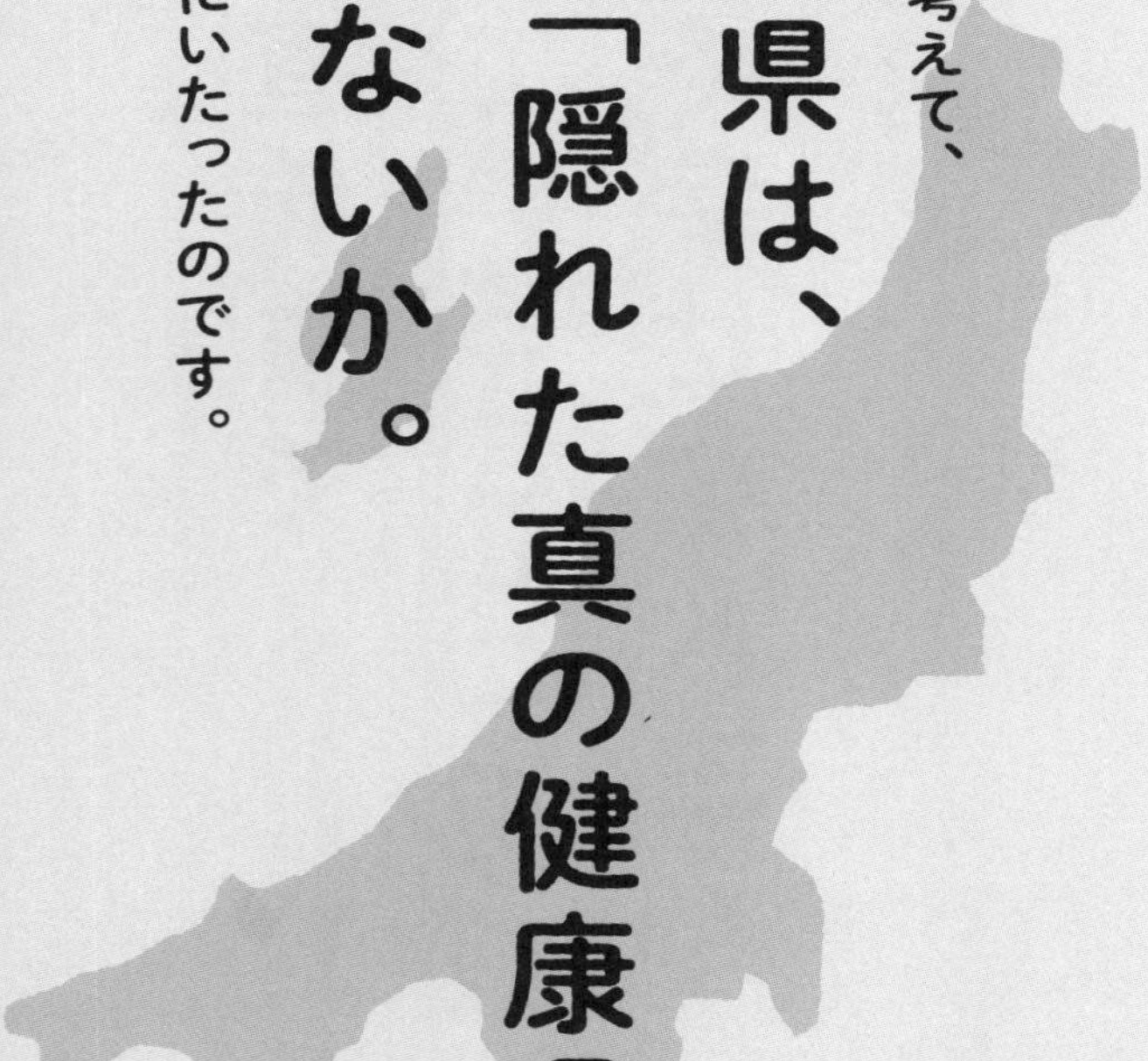

そこで、新潟の家庭料理、
伝統料理の健康効果を研究し、
今回、私流の
「新潟式食事術」を
開発しました。

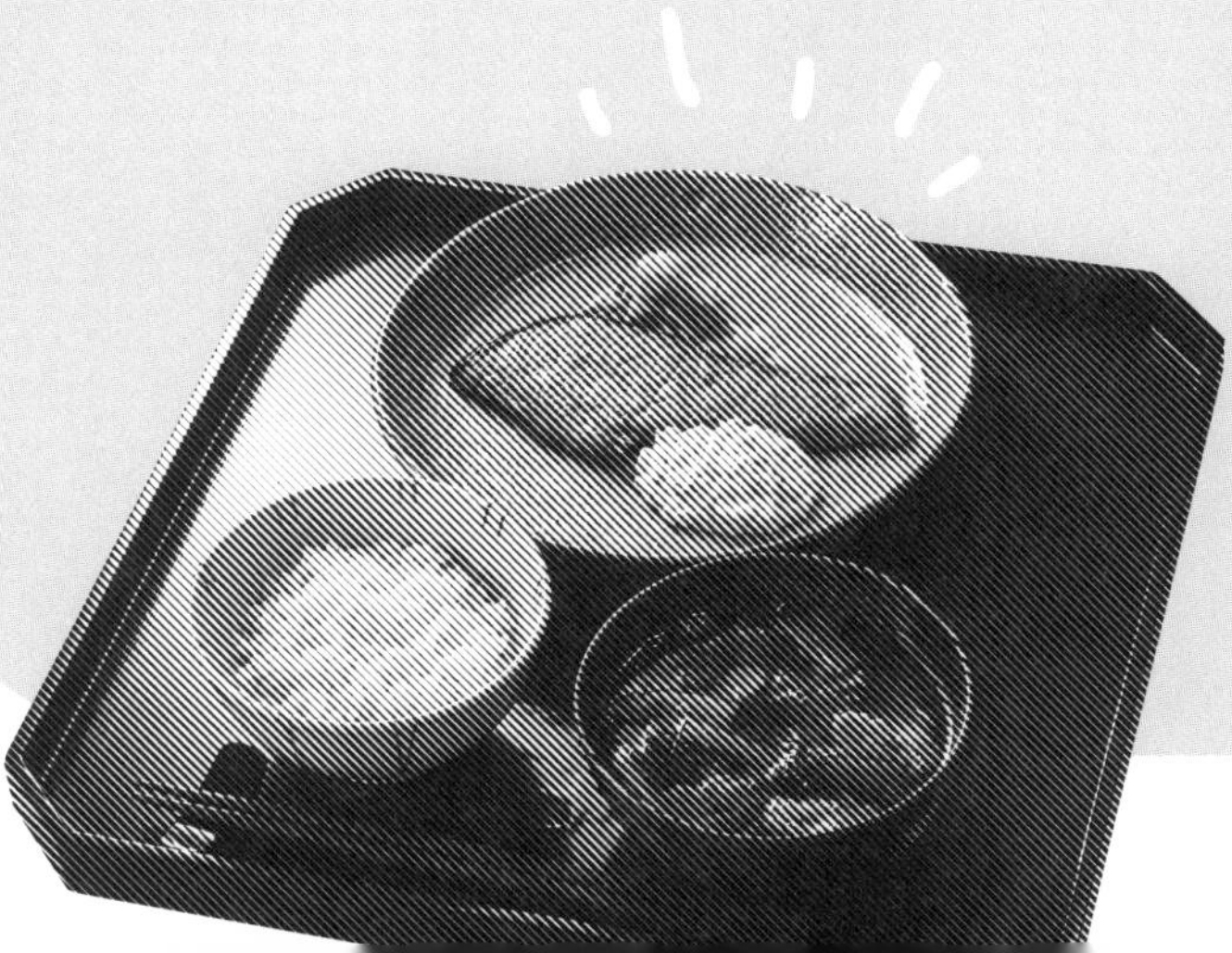

●生活習慣病の予防
●腸内環境の改善
●老化の予防

など、あらゆる面で、
あなたの健康を助けてくれる食材、食べ方を
今回、6つのポイントに分けて、
提案しています。

未来の体は、日々の食事によってつくられていきます。

新潟式食事術を、日々の献立や食事の際に、少しでも意識して取り入れ続ければ、あなたの、そしてご家族の健康的な体づくりの大きな第一歩になるはずです。

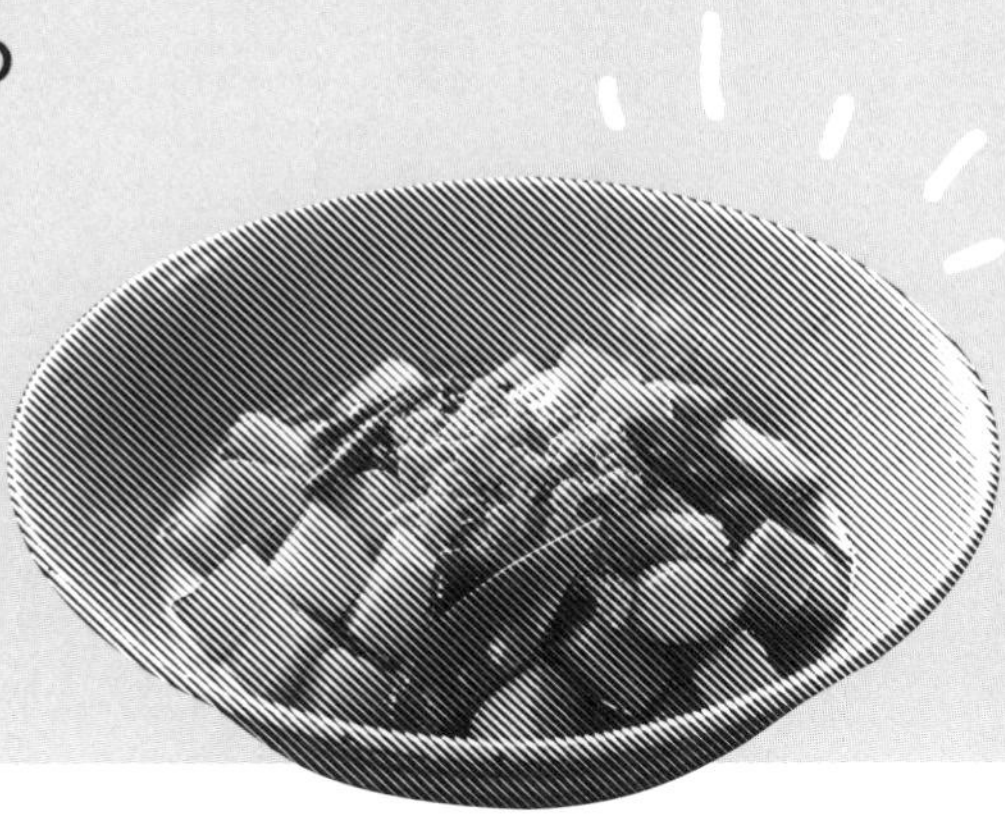

また今回、「新潟式食事術」を日々の食事で
取り入れやすくするために、
上越地域医療センター病院で栄養士長を務める
管理栄養士の水沢麻奈美さんと共同で、
レシピを開発しました。

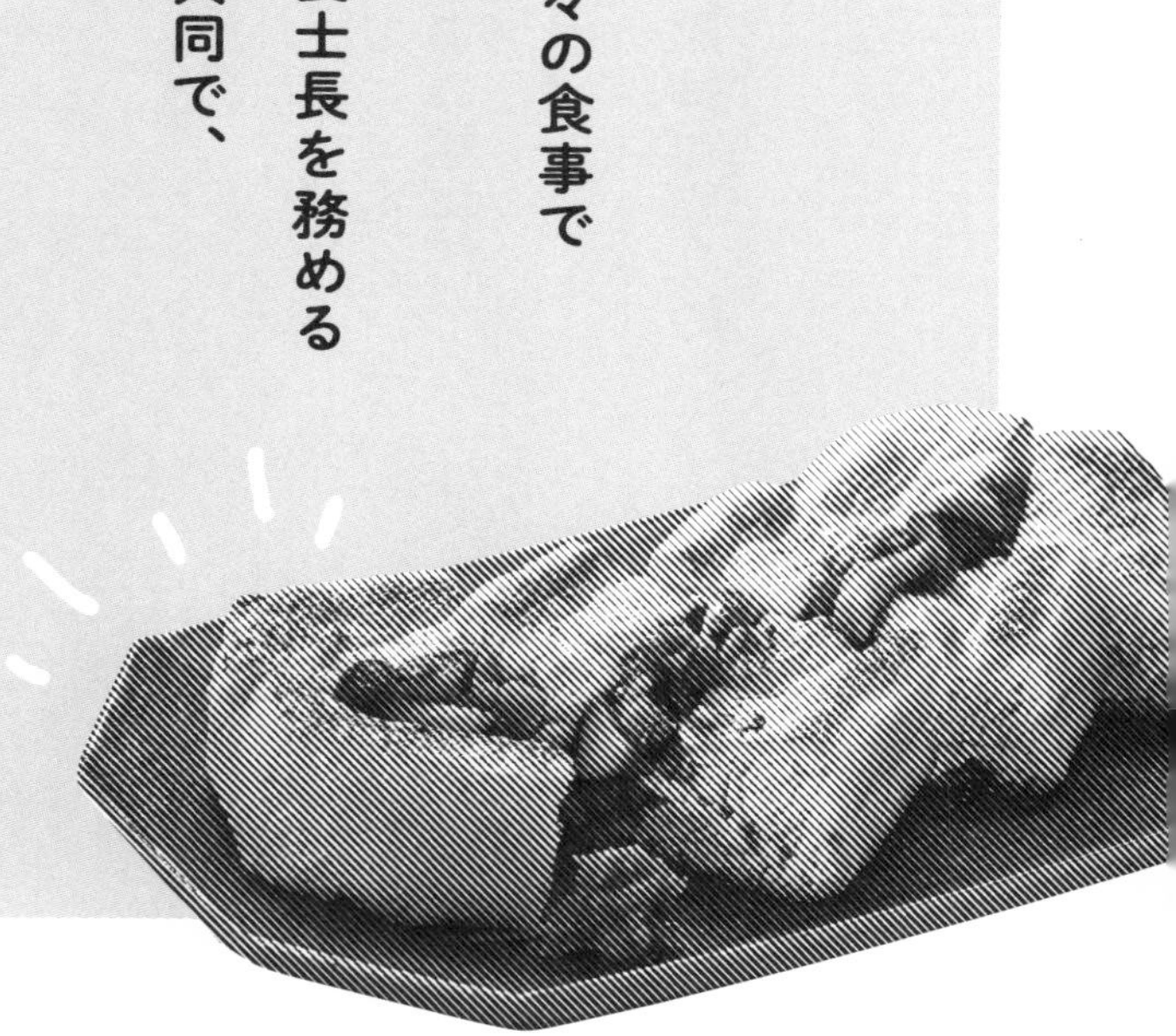

自分や家族の健康は守りたいけど、
どんな料理がいいのかわからない。
「健康」に気をつかって、
毎日の献立を考えるのがしんどい……。

そんな方は、ぜひこちらを参考にしながら、日々の食事に
「新潟式食事術」を取り入れていただけると幸いです。

循環器専門医　五十嵐祐子

目次

新潟式食事術 その6 新潟のカラフル野菜とソウルフードで、長生き生活

新潟式長生きレシピ

本書で消費量のランキングを紹介しておりますが、これは、総務省統計局「家計調査」都道府県庁所在市別一世帯当たりの購入数量のデータを元に算出しております。単年による変動が考えられるので、2015〜2019年の5年間の平均値を用いております。

新潟式食事術

その1

根菜・きのこ・海藻で、食物繊維をたっぷりとる

サトイモやゴボウなどの根菜を最近食べましたか？　現代人に今不足していて、最もとってほしい栄養素である食物繊維補給に、非常に役立つのが、根菜、きのこ、海藻です。新潟県民が大好きなこの3つの食材の魅力を、ここでは詳しく説明していきます！

食物繊維は、医学的に証明された ご長寿栄養素

NIIGATA-SHIKI

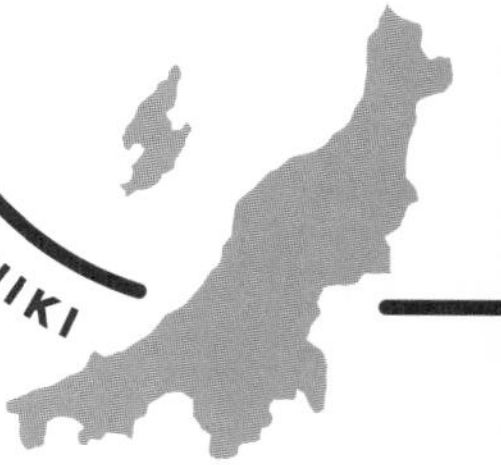

最強の健康食「のっぺ」をご存じですか？

新潟県民のソウルフードといえば「のっぺ」です。

新潟県民の認知率は子どもを除けば、ほぼ１００％じゃないかと思います。

でも、私が東京に行って驚いたのは、のっぺが全国共通の料理ではなく、ほとんどの人が、こののっぺを知らなかったこと！

それからというもの、私はのっぺを日本全国の人に知ってもらいたいと思っていました。

あっ、これはなにも新潟の料理をただアピールしたいというだけではありませんよ。**のっぺは健康に必要な食材がたっぷり入っているスーパー健康料理**だからです。

その必要な食材とは、根菜。のっぺのよさはなんといっても「根菜がたくさん入っていること」です。

実は**新潟は長寿食材ともいわれている根菜の消費量が日本一**なんです！

根菜がなぜ健康にいいのか？

ここからその魅力を紹介していきますね。

読み終わったときには、根菜のすごさに皆さん驚かれるかと思います。

さて、まずは、その根菜にかかわる問題から始めてみましょう。

Q

2020年、国立がん研究センターの研究チームが、9万人の追跡調査で、根菜にたっぷり入っている、ある栄養素を多く摂取した人は、摂取していない人に比べて、死亡リスクが2割下がることを発表しました。その「ご長寿栄養素」は何でしょうか？

正解は食物繊維です！

そんな食物繊維をたっぷり含んだ根菜は、ご長寿野菜といっていい存在であり、根菜をたくさん食べられるのっぺは、本当にオススメの健康料理なのです。

食物繊維は、人間の消化酵素で分解されない食べ物の中の成分です。

この食物繊維を摂取した人の死亡リスクがなぜ減ったのか。

さまざまな理由があると思いますが、私は、**食物繊維が腸内環境を整えてくれる**からというのが一番の理由ではないかと考えています。

健康は、腸でつくられる

健康な食事、長生きのための食事といった観点で考えたときに、一番に意識したいのが、腸によい食事です。

なぜなら、**腸は、健康にまつわる重要な役目を果たしており、なおかつ、食事によって影響を受けやすい**。

だからこそ、腸によい食事をとることは、大切なのです。

腸の主な働きは大きくまとめると次の４つです。

・分解された栄養素や水分を吸収する。
・免疫細胞が集中しており、病原菌から体から守る免疫機能を司《つかさど》る。
・最後の消化を行ってくれる。
・不要な老廃物、毒素を便として排泄する。

腸がうまく機能しないと、どんなに健康的なものを食べても、その栄養素をうまく吸収できません。

そのため血管、内臓、骨、筋肉、体のあらゆるところが栄養不足で弱っていきます。

不要な老廃物や毒素が体にたまり、それがあちこちで悪さをし、健康とさらには、肌など美容の面にも大きな影響を及ぼします。

新型コロナウイルスの流行で、免疫の重要性が再認識されましたが、免疫を上げるためには、腸を元気にする（腸内環境を整える）ことが必要です。

そして、腸内環境を決めるのが腸内細菌です。

腸には、大きく分ければ、善玉菌と悪玉菌と日和見菌《ひよりみ》という3つの菌が共存しており、100兆個、約1・5kgもの腸内細菌がすんでいるといわれます。

簡単にいいますと、腸に有益な働きをするのが「善玉菌」、悪影響を及ぼすのが「悪玉菌」、どちらでもないのが「日和見菌」です。

その比率はだいたい2：1：7です。

最も多くを占めている日和見菌は、善玉菌が元気なときは、おとなしくしているのですが、悪玉菌が元気になっていくと、悪玉菌の味方についてしまい、一気に腸内環境が悪化してしまうのです。

そうならないためには、**常に善玉菌が優勢な状態にしておくことが大切**です。

そして、そのために必要な栄養素が食物繊維なのです。

食物繊維は、水に溶ける「水溶性食物繊維」と溶けない「不溶性食物繊維」の2つに分けられます。

水溶性食物繊維の主な役割としては、腸内で善玉菌のエサになり、善玉菌を増やす効果があるのです。

不溶性食物繊維は、水に溶けず体内で水分を吸収し、便の容積を増やしてくれます。それによって大腸が刺激されて排便を促し、便秘を抑える働きがあります。

便は長く腸にとどまっていると、それがエサとなって「悪玉菌」が増殖しますので、**便秘の解消は、腸内環境を整えるためにも必要**です。

つまり、善玉菌を元気にする「水溶性食物繊維」と悪玉菌の増殖を防ぐ「不溶性食物繊維」。この2つの食物繊維をバランスよくとることが、腸内環境を整えることに大いに役立つのです。

根菜の「ミックス食べ」で、食物繊維チャージ

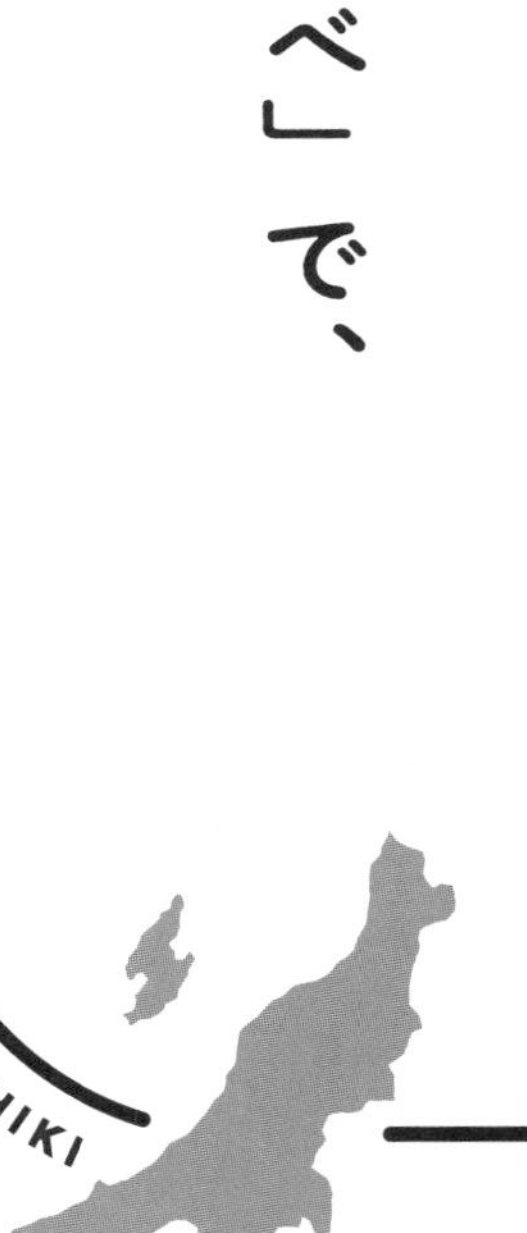

最高の根菜健康料理「のっぺ」!

この2つの食物繊維をバランスよく含んでいる野菜が、根菜です。

だからこそ、根菜をたくさん食べてほしいのですが、**野菜の中でも根菜は、外食や市販のお弁当などでは、摂取しにくい食材**です。

根菜を豊富に使った料理といえば、大抵は、煮ものとか、きんぴらなどが、副菜に少しあるかないかぐらいではないでしょうか。

肉が足りなければ、焼き肉店やステーキ店、牛丼店などでとることができますし、

葉野菜が足りないなと感じれば、コンビニなどで、サラダを買って食べる、そういった手軽さが根菜にはないのです。

だからこそ、健康のために、**日々の家の食事で、意識的に根菜を使った料理をつくり、食べるようにしてほしい**のです。

そして、根菜をまとめて摂取できる、とても素晴らしい健康料理が、冒頭で紹介した「のっぺ」です。

新潟でも地域によって具材が多少異なってくるのですが、サトイモのほか、ニンジン、ゴボウ、大根、レンコンなどを小さく刻み、だしで煮込むというところは、共通しています。

そのほか、こんにゃく、しいたけを小さく刻み、鶏肉や新潟の名産である鮭の切り身、イクラなどを入れるところもあるようです。

サトイモのとろみが特徴で、冷めてもおいしい。具だくさんの1杯は、食物繊維の宝庫です。

ちなみにのっぺとは、汁がトロトロなので「濃餅《ぬっぺい》」と呼ばれ、それがのっぺに変わったのだそうです。

のっぺは、お盆や正月などにしか食べないという新潟県民も多いのですが、こんな素晴らしい健康食を、年に数回しか食べないなんて、非常にもったいないと私はいつも思っていました。

食材が豊富なゆえに、切ったり、下処理をしたりが大変な料理です。

そこが、のっぺを遠ざけている理由かもしれませんが、今回、ぜひ日常に取り入れてほしいと思い、**つくり置きできる「のっぺの素」を考案**しました。

130ページで紹介しています。

週末にでも大量につくって、小分けにして保存し、ぜひ日々の食卓にのっぺという最高の健康料理を皆さんも取り入れてみてください。

サトイモは最強の健康ダイエット食

根菜といっても、いろいろな野菜がありますが、根菜の中でもオススメなのが、のっぺにも入っているサトイモです。

新潟は**サトイモの消費量が、全国1位**なんです。

新潟県五泉《ごせん》市（場所が気になる方は１７５ページを）は、サトイモの産地として知られています。

毎年、サトイモ祭りが行われたり、サトイモを練りこんだ、サトイモ麺《めん》なるものも開発されたりしています。

まさにサトイモ一色の街なんです。

この、五泉のサトイモのブランドが、帛乙女《きぬおとめ》。

その名前の響きの通り、絹のようなきめ細やかな白肌と独特なぬめりが特徴です。

やはり、ほかのサトイモと比べて美しいような気がします。

ぜひ、皆さんも一度比べてみてください。


さて、このサトイモ、食物繊維はもちろんですが、大変豊富な栄養素を持つ食材なのです。

まず、あのぬめり成分は、「ガラクタン」という糖質とタンパク質の結合した、物質です。

ガラクタンには、免疫力活性促進作用や脳の活性作用、さらに消化促進作用があります。

さらに、ぬめり成分にはもう1つ、「ムチン」という成分が含まれています。

これは**胃や腸の潰瘍《かいよう》を予防し、肝臓強化に役立つ**といわれています。

また、このぬめり成分にはもう1つ、体にとって大切なタンパク質の吸収を高めてくれる効果があります。

しかも**「ガラクタン」は血圧を下げ、血中のコレステロール値を下げる働き**も期待できます。

そして、通常は余った糖分は人体で脂肪に変えられて蓄積されます。

ところが人の消化酵素には「ガラクタン」を分解できる酵素がないため、吸収されることなく排泄されます。

ですので、いくら食べても太りにくいどころか、血中のコレステロールを下げ、体内の組織を強くしてくれる。

健康的なダイエットには間違いなく、オススメの食材です。

雪国が生んだ栄養素凝縮の雪下ニンジン

もう1つ、新潟の特徴的な根菜といえばニンジンです。

食物繊維も豊富ですが、抗発がん作用や免疫活性促進作用を持つβカロテンが豊富です。

消費量は全国3位を誇ります。

また、新潟には、ちょっと変わったニンジン「雪下《ゆきした》ニンジン」があります。

雪が深い新潟県ならではで、冬の間、何メートルも積もった雪の下で野菜を寝かせた「雪下野菜」の1つです。

本来秋に収穫するはずの野菜をそのままにし、冷たい雪の中で熟成させるのです。

温度はほぼ0℃で、湿度はほぼ100%。雪下のこの特殊で安定した環境が、野菜を絶妙に熟成させます。

低温で生き延びるために野菜の細胞内では、糖やアミノ酸、ポリフェノールが増えます。

同時に野菜は「半休眠状態」になるので糖を消費しません。

ですから雪下野菜は甘く、**うま味が増し、しかも栄養が豊富**なのです。

ニンジンの雪下野菜である「雪下ニンジン」。十日町や松之山といった中越地方の山間地が有名ですが、上越地方でもたくさんつくっています。

雪下ニンジンは甘くて、味が濃厚。そのまま食べてももちろんいいのですが、特に、ジュースやスープ、ドレッシングは、ふつうのニンジンを使ったものとはひと味違いますので、ぜひ試してみてください。

雪下野菜は、まさに雪国ならではの環境と知恵が生んだもの。

新潟県民は単に野菜の量だけでなく、新鮮でおいしく、質のいい野菜をたくさん摂取しているともいえます。

きのこ・海藻で、さらに食物繊維をプラス!!

NIIGATA-SHIKI

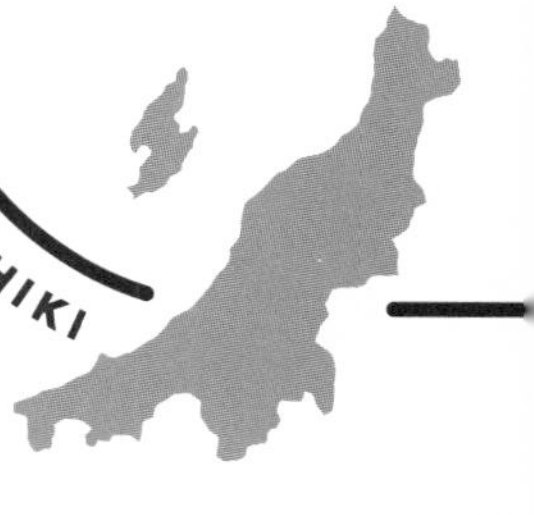

新潟はレア海藻の宝庫

新潟県民は、食物繊維を根菜以外からも積極的に摂取しています。

それがきのこと海藻です。

「雪国まいたけ」という名前を聞いたりスーパーで見たことはありませんか?

きのこの生産・販売を行う企業で、まいたけのシェアは、国内トップを誇る（２０１８年）新潟の会社です。

生産だけでなく、きのこ全体の消費も優秀。長野に次いで第2位（「家計調査」内のしめじ、しいたけ、えのき、そのほかのきのこの総量にて算出）です。

全国的に見ても、トップクラスにきのこをたくさん食べているといえます。

きのこには食物繊維の中でも、「不溶性食物繊維」がたっぷり入っています。**まいたけやぶなしめじは、大腸がんなどのリスク軽減、ぶなしめじ、えのきは血流改善など、かなりの優秀な健康食材**です。

「不溶性食物繊維」は、きのこで摂取し、「水溶性食物繊維」は、海藻類で補給しているのが、新潟県民。

家計調査で調べられる海藻としてワカメがありますが、ワカメは消費量8位と、まずまずの消費量です。

ただ、日本海に接する新潟県で食されている海藻は、ワカメだけではありません。

家計調査では集計されない、モズク、そのほか、ナガモ、銀葉草《ぎんばそう》など、レアな海藻も食しています。

海藻全体の消費量はかなりのものがあるのではないでしょうか。

「へぎそば」は超ヘルシー主食

海藻を使った郷土料理として、よく知られるのがへぎそばです。

江戸時代、麻織物の「縮《ちぢみ》」をつくっていた小千谷《おぢや》地方で、紡ぐときに使っていた海藻の「ふのり」をそばのつなぎにしたものです。

盛り付けに使ったのが木の枠で四角く囲った「へぎ」と呼ばれるものだったので、「へぎそば」という名が付けられました。

一口サイズに丸く並べて盛り付けられているのも特徴です。

その形は波をイメージしているそうで、山に囲まれた小千谷の人たちの海に対する憧れのようなものを感じます。

ふのりのヌルヌルで、つるりとした食感が特徴です。

そばは、うどんやパンなどの主食に比べて、肥満、血糖値のコントロールの面を含めて、極めて優秀です。

GI値という言葉をご存じでしょうか？

食後の2時間でどれだけ血糖値が上がるかを、数値にしたものです。

2003年にWHOから「**過体重、肥満、2型糖尿病の発症リスクを、低GI食品が低減させる可能性がある**」というレポートも出されています。

食後の血糖値に関しては、あとで詳しく説明しますが、簡単にいえば、食後の血糖値が上がりやすい、GI値が高い食べ物が太りやすく、食後の血糖値が低い食べ物が太りにくいということになります。

GIが70以上の食品を高GI食品、56〜69の間の食品を中GI食品、55以下の食品を低GI食品と定義しています。

主食のうどんやパンは、高GI食品ですが、そばは低GI食品です。

さらにいえば、へぎそばは、つなぎに入れるものが、低GI値である海藻です。

この海藻「ふのり」が多く含んでいる食物繊維の糖の吸収を、抑制する働きがさらに加わるので、へぎそばは、ほかのそばよりもGI値が低い、ヘルシーな主食といえるのではないでしょうか。

もう1つの郷土料理が、佐渡の「いごねり」です。

天日で干した「いご（えご）草」という海藻を、煮詰めて溶かしたものを、冷やして固めたものです。

「いご」は箱状に固めたものを指し、「いごねり」は薄く成形したものを指すという説もあります。

そのほかの地域は箱状に固めたものをスライスし、刺身こんにゃくのようにポン酢や酢みそで食べるのが一般的です。

佐渡では薄く成形したものを、麺状に細長く切り、ネギやショウガを刻んだものをかけて、しょう油や酢じょう油などをかけて食べます。

一口食べると磯の香りが口いっぱいに広がり、まさに海のエキスをそのまま食べている感覚があります。

海藻からつくられるだけにミネラル分が豊富で、そして食物繊維がダントツに多く含まれています。

ほとんどカロリーゼロで、お通じもよくなり整腸作用もあり、海藻ゼリーのようで女性には特にうれしい究極のダイエット&美容食なのです。

腸内環境改善だけじゃない！食物繊維の3つの健康効果

NIIGATA-SHIKI

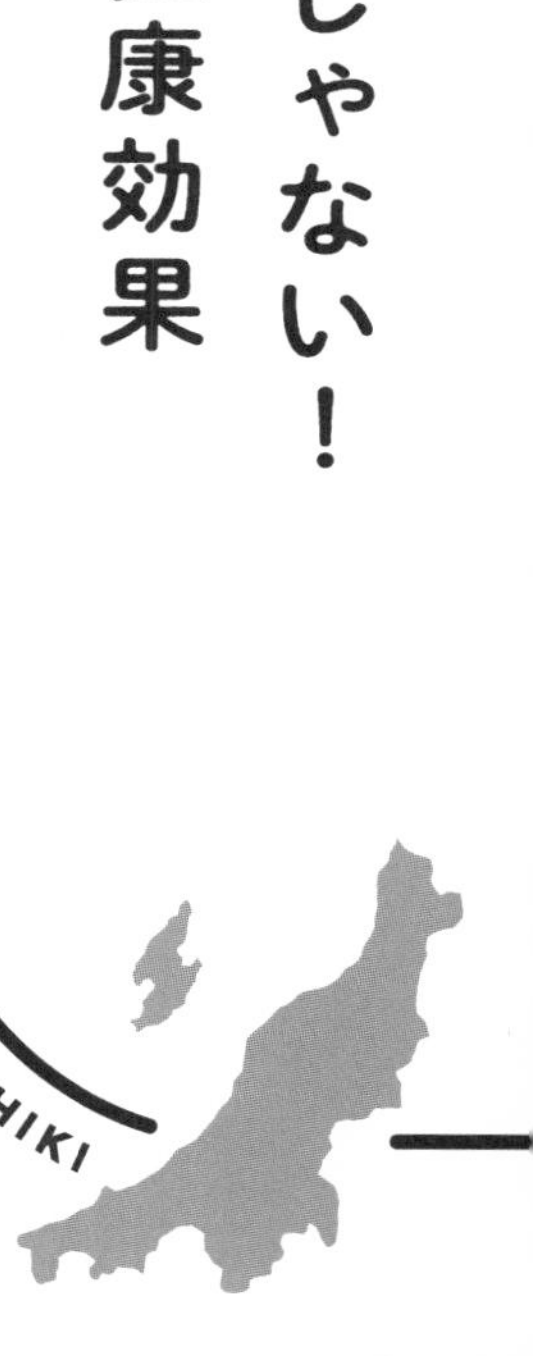

生活習慣病を予防してくれる食物繊維

食物繊維は、腸内環境を改善するだけでなく、ほかにも、3つの健康効果が期待できます。

1つ目は、**食後の血糖値を急激に上がりにくくする**効果があるということです。

食後の血糖値が急激に上がると、インスリンが大量に分泌されてしまい、余分な糖分を中性脂肪に変えて、体内に蓄積することになり、太ってしまいます。

ですから、食物繊維の多い食べ物は、肥満予防には最適だといえるでしょう。

２つ目は、**動脈硬化疾患《どうみゃくこうかしっかん》である心筋梗塞《しんきんこうそく》、脳梗塞《のうこうそく》を引き起こすＬＤＬコレステロール（悪玉コレステロール）を抑制する**効果があります。

食物繊維は、腸内でコレステロールを吸着し、一緒に排出する作用があり、また欧米では１日当たり24g以上の摂取で心筋梗塞のリスク低下がみられたとの研究報告もあります。

３つ目は**過食による肥満を防止**する効果があります。

食物繊維は胃内で水分を含んで膨《ふく》れるため、滞留時間が延長し、その結果満腹感が得られ過剰摂取を予防できるのです。

腸内環境だけでなく、生活習慣病の予防など、健康で元気な生活を送り続けるためには、食物繊維を意識して摂取することは、とても重要なことなのです。

日本人は、みんな食物繊維が不足しています！

根菜、きのこ、海藻を献立に意識的に加えましょう！

健康のためにはとても大切な食物繊維ですが、日々の生活で十分に摂取されているかといえば、どうもそうでもないようです。

厚生労働省が定める「日本人の食事摂取基準（2020年版）」によると、日本人が1日に必要とする食物繊維の量は、女性が18g以上、男性が20g以上とあります。

しかし、厚生労働省が行っている「平成30年国民健康・栄養調査」を見ると、**すべての性別、年代で足りていません**。

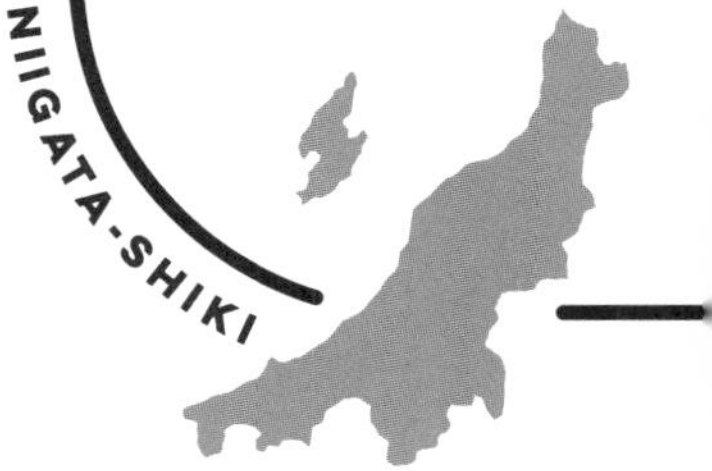

日本人成人の男性の平均が15・3gで女性の平均が14・7gなので、男性が4・7gで女性が3・3g足りないというわけです。

食品で表すと、**成人男性は、サツマイモ1本分足りない**ことになります。

もちろん1日の摂取量が足りていない栄養素は、ほかにも多くあるでしょう。

ですが、「あれもこれもとりましょう」といっていては、絶対に面倒くさくなりますし、下手したら、食べすぎなんてこともあるかもしれません。

ここまで紹介してきた健康効果を考えても、まずは食物繊維をいつもより多く摂取することを心がけましょう。

そんな現代人の食生活を考えてか、食物繊維のサプリメントや清涼飲料水なども出ています。

それでも整腸作用があるようですが、野菜や果物などに含まれる分子の大きい食物繊維とは異なり、分子が小さい食物繊維で、下痢を起こしやすいという話も聞きます。

根菜、きのこ、海藻はほかにもいろいろな栄養素を含んでいます。

「健康になる」という最終目的を考えれば、根菜などを含んだ食事こそ、とても手軽でいろいろな栄養素が詰まった複合サプリメントではないでしょうか。

ですから、いつもの食事の中に、根菜、きのこ、海藻の3つを多く取り入れるように意識してみてください。

繰り返しになりますが、130ページの「のっぺの素」などは、うってつけだと思います。

腸内環境は、年齢に関係なく、食事しだいで整うといわれていますので、今晩からでも食卓に取り入れてみてください。

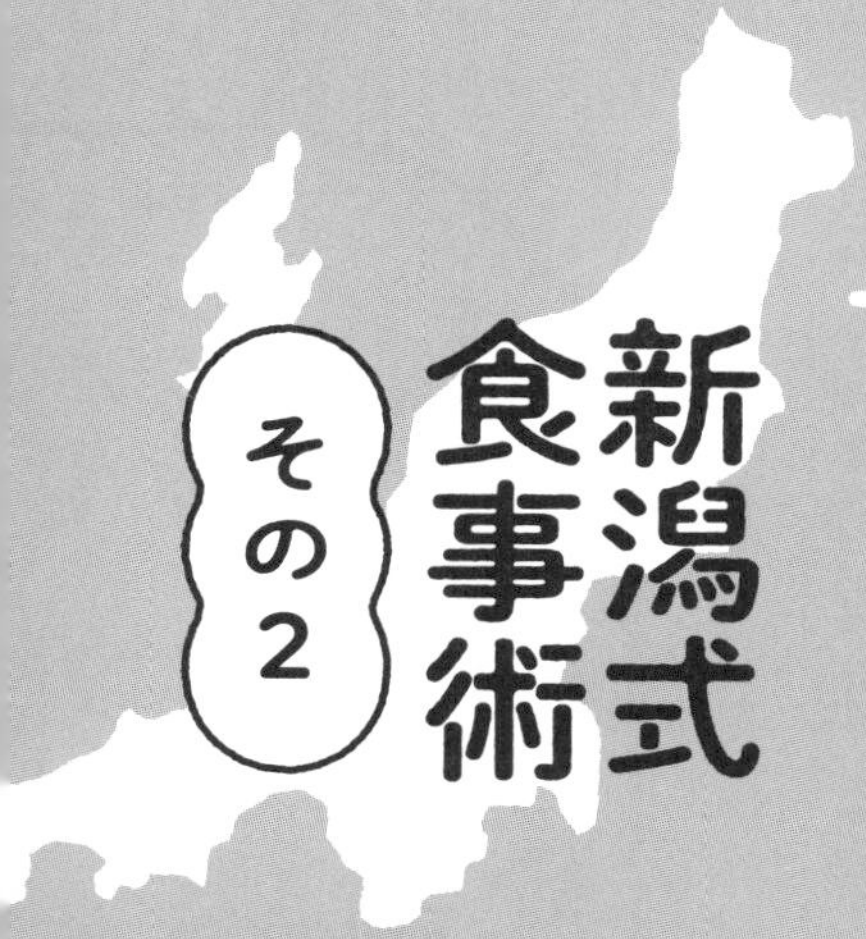

新潟式食事術 その2

発酵食品をよく食べる

発酵食品は、とにかく種類をたくさん食べて、自分の体に合うものを見つけるのがコツ。新潟の伝統的な発酵食品、酒粕も、そのラインナップに加えてみては？　ここでは、発酵食品、中でも特に、酒粕の魅力に迫ります！

発酵食品天国新潟は、腸美人、腸美男子だらけ!?

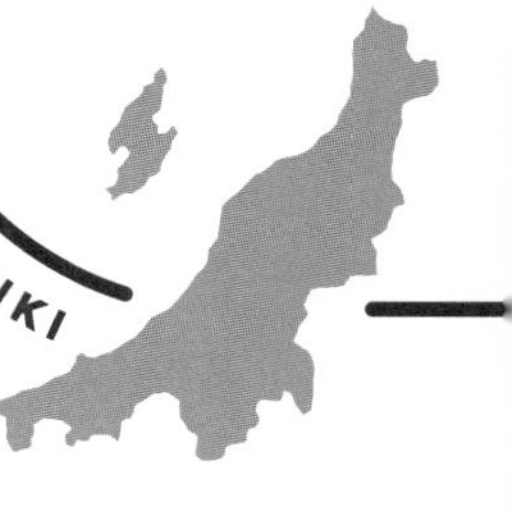

発酵食品が体にいいのはなぜ？

発酵食品が体にいいとはよく聞く話ですが、新潟には、発酵食品の種類、数が非常に多いように感じます。

日本人がおそらくトップクラスで食べているだろう発酵調味料、**みその消費量も、長野県、岩手県についで、3番目**です。

発酵食品を長年愛し、発酵食品文化に親しんできた県民といってもいいのではないでしょうか。

なぜ、そこまで発酵食品が広がってきたのでしょう。

発酵の街として知られる上越地方はもちろんですが、新潟全体が夏は高温多湿、冬は雪に閉ざされ低温多湿。特に冬は雪がたくさん降りますが、東北や北海道ほどの厳しい寒さではありません。

1年を通じて多湿で、菌の発酵には都合のいい気候だったということが大きかったかもしれません。

発酵文化が生まれた背景には、気候のほかにやはりお米があります。

米どころ新潟では古くから日本酒がたくさんつくられ、飲まれてきました。

酒蔵の数は現在約88か所もあり、全国でトップです。

米麹《こうじ》による発酵のノウハウが蓄積されてきた土地柄なのです。

酒づくりの過程で生まれた酒粕《かす》による漬物や料理も豊富。そして玄米を精製してできる糠《ぬか》もまた、発酵食品には欠かせない材料です。

また、海や山、川など多様な自然に恵まれた新潟県は野菜や魚などの新鮮な素材が豊富。保存食としてそれらを発酵させたさまざまな郷土料理があります。

そして、**発酵食品の一番の効果が、腸内環境を整えるところです**。

腸を整えるためにするべきことの2トップが、先ほど紹介した食物繊維が豊富な食品を食べることと、発酵食品を食べることです。

そう考えると、新潟県民は、腸美人、腸美男子だらけなのかもしれません。

ではなぜ、発酵食品が、腸にいいのかを説明していきます。

発酵食品は、微生物によって食品を発酵させることによって、タンパク質が細かいアミノ酸に分解されます。

すると食品は、消化・吸収がしやすくなり、腸の負担が少なくなります。

発酵食品は、そもそも腸に優しい食品だったのです。

さらに発酵食品に含まれている善玉菌によって、腸内環境が改善されるともいわれています。

まだまだある、発酵食品の健康効果

発酵食品とは、食品中のタンパク質や糖分を麹カビや細菌、酵母《こうぼ》などが分解し、うま味成分であるアミノ酸やアルコール、乳酸などが生成されたものです。

発酵食品が体にいいのは、腸内環境を整えるだけではありません。それ以外にもいくつかの効能が明らかになっています。

そのほかの効能1．免疫機能を高める

最近の研究によると、発酵によって生まれる乳酸菌や麹菌は、腸を通る際に免疫細胞を活性化させる働きがあることが判明しました。

さまざまながん発症リスクを軽減するデータも報告されています。

ちなみにこれらの菌は生きていても、死んでいても免疫細胞に働きかけるそうです。

ですから調理の熱などで菌自体は死んでも、その効果は変わらないのです。


そのほかの効能2．食品の栄養価をアップさせる

微生物による発酵によって、栄養価がさらにアップ！

例えば、納豆だとビタミンKが通常のゆでた大豆の100倍以上になるというデータもあるようです。

そのほか消化吸収がよくなることによって、結果的に摂取する栄養価が高くなるということもあります。


そのほかの効能3．食品のうま味が増し、保存性が増す

発酵によって食品のうま味成分が増します。

タンパク質が分解されグルタミン酸などのアミノ酸に変わるため、おいしさが増すのです。

また、発酵過程によって生まれる乳酸菌によってほかの腐敗を進める菌の繁殖を抑えるため、保存性が増します。

そのほかの効能4．成人病を予防する

みそやしょう油、納豆などの**大豆発酵食品には、血管に付着した悪玉コレステロールを除去したり、血圧の上昇を抑えたりする効果**があります。

これでさらに、発酵した食品自体の栄養素が加わるわけですから、発酵食品をとることが、健康的な生活、長生きするためには、必要不可欠なものといっても、過言ではないと思います。

いろいろな発酵食品を試そう！

一口に発酵食品といっても、その種類は実に豊富です。

新潟にも、後のレシピページで紹介している辛み発酵調味料の「かんずり」や、魚沼地方の伝統野菜「神楽南蛮《かぐらなんばん》」を刻んで塩や米麹に漬けて熟成させた「神楽南蛮漬け」など、独特な発酵食品がたくさんあります。

それではいったいどの発酵食品をとればいいのでしょうか。

残念ながら、ベストな腸内環境の状態が個々によって違うというのが定説です。なので食べるのが苦ではなく、食べてみて、お通じの調子がいい発酵食品が見つかれば、それをできるだけ摂取するというのがよいと思います。

長野だけじゃない、新潟県もみそ大国

NIIGATA-SHIKI

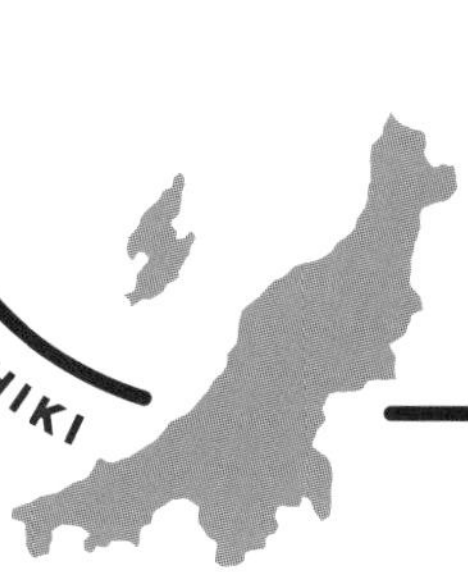

みそが県民の性格を醸成した？

日本で最もポピュラーな発酵食品といえばみそ。みそというと「信州みそ」を思い浮かべる方が多いかもしれませんが、新潟県も立派なみそ県です。

先ほど説明したように、消費量も全国3位。「越後みそ」は味のよさで品評会でも常に上位を占めています。

新潟県は良質の米がたくさんとれ、酒づくりのノウハウもあり、米麹づくりを丁寧に行っていたことが基本として挙げられます。

また、大豆も豊富にとれたので、大豆菌（みそ玉）を利用しておいしくする技術が積み重ねられてきました。

それが適度な気候のなかでじっくりと発酵することで、おいしい越後みそができあがったのです。

腸内環境を整えるという、発酵食品ならではの特徴はもちろんのことですが、みそは日々忙しい人には特に、摂取してもらいたい発酵食品です。

みそに含まれる必須アミノ酸やビタミン群は、疲労回復につながるだけでなく、「幸せホルモン」と呼ばれる脳内物質「セロトニン」の分泌を促してくれます。

それによって**睡眠障害の改善、ストレスの軽減などメンタル的に効果がある**ことがわかっています。

新潟県民は、ほんとうに穏やかな性格の方が多いのですが、もしかしたらそれは、越後みそに関係があるかもしれません。

越後の赤みそが健康長寿の秘けつ!?

越後みそは全般に赤みそを少し多めに含んでいます。

みそは3年、5年と熟成期間が長いほど色が濃くなります。

この色はメイラード反応と呼ばれる糖とアミノ酸の反応によって生まれるもの。熟成期間が長いほどこの反応が進み、色が深くなります。

熟成期間の短い白みそは乳酸菌がまだ十分に働いていないため、麹の働きが強く甘酒のような甘い味がします。

熟成が進み乳酸菌が十分働くと、うま味やコクが増し、複雑な味になります。

このメイラード反応によって生まれる成分がメラノイジンです。

メラノイジンには優れた抗酸化作用があり、細胞のDNAが活性酸素によって傷つけられるのを防ぐ力があります。

ＤＮＡがダメージを受けることで老化が進むわけですが、メラノイジンをとることで細胞の老化を防ぎ、若々しさを保つことができるのです。

同時にメラノイジンは脂質の酸化を抑え、コレステロール値を下げる働きがあります。

そのためメラノイジンには血管年齢を若く保ち、血液をサラサラにする働きや、動脈硬化や高脂血症を抑える抗酸化作用があるのです。

まだまだそれだけじゃありません。

インスリン分泌作用もあるとされ、糖尿病の予防にも役立つとされています。

また、食物繊維と同じような整腸作用があり、便秘解消にも効果的です。

白みそ、赤みそ、調合みそなど好みは人それぞれですが、赤みそを多く含む越後みそは**成人病、生活習慣病の予防にはとても効果的で、長寿と健康、そして美容にもいい**栄養価の高いみそであることがいえます。

新潟のもう1つの発酵の主役、酒粕のすごいパワー

NIIGATA-SHIKI

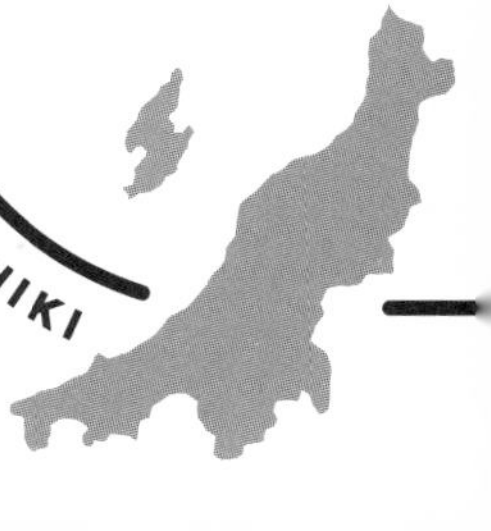

粕汁は、大人の健康スープ

新潟県における発酵食品の主役はみそだけじゃありません。

忘れてはいけないのが酒粕です。

全国一の酒蔵数を誇る新潟は、粕漬や粕汁など酒粕を利用した料理が豊富な土地でもあります。

その酒粕の代表料理といえば、根菜類や鮭などをだし汁で煮込み、最後にみそと酒粕を加えてできる粕汁です。

体が温まり血行がよくなる、雪が深く寒い新潟県の各所で、よく食べられる料理です。

新潟県在住・出身者に「よく飲む汁物は？」というアンケートをとったところ、断トツでみそ汁だったのですが、2位にランクインしたのが、粕汁でした。

酒粕の新潟における認知度に驚かされました。

では、この酒粕とは一体どんなものでしょう。

日本酒をつくる過程で、蒸米と酵母と水からなる醪《もろみ》を発酵させますが、その後に醪を絞って日本酒をこしとり、その残りが「酒粕」となります。

白いまさに粕のような固まりですが、たんなるカスではありません。

このパワーがすごい！

昨今、アンチエイジングと盛んにいわれていますが、この酒粕こそアンチエイジングの機能性食品の王様といえるシロモノなのです。

その効能を説明していきましょう。

効能1．美肌効果

豊富に含まれているビタミンB群によって、肌の代謝が促進されます。

また、食物繊維が豊富で、便通がよくなり、それによって肌が美しくなります。

それだけでなく、保湿効果があり、メラニン色素を分解するので、しっとりすべすべの白い肌に！

さらに酒粕に含まれている「α－EG」と呼ばれる成分が、肌のハリや弾力を保つために必要なコラーゲン生成を促します。

新潟美人と呼ばれる色白で肌がきれいな人が多いのは、酒粕を常に摂取しているからかもしれません。

効能2．免疫力増進

麹菌や酵母には、前に説明したように免疫力をアップさせる作用があります。それらを豊富に含む酒粕はまさに免疫力アップ食品です。

効能3．生活習慣病の予防

酒粕に含まれるプラスノミノーゲンと呼ばれる成分は、血栓を溶かす働きがあります。

脳梗塞や動脈硬化などを未然に防ぐ効果が期待できます。

効能4．腸内洗浄（デトックス）＆整腸効果

豊富な食物繊維が腸内で膨張し、排泄を促すことで便通をよくすると同時に、腸内の老廃物を除去することに役立ちます。また、オリゴ糖による整腸作用によって腸内環境を改善します。

効能5．肝臓保護

たくさん含まれているペプチドが肝臓の抗酸化作用を高めます。

活性酸素を取り除くことで肝臓の細胞を守ります。

効能6．血管拡張&血流促進効果

酒粕に含まれるアデノシンと呼ばれる成分は血管拡張作用があります。

それにより血流がよくなり、肩こりや頭痛、冷え性を緩和するといわれています。

効能7．肥満&糖尿病予防

酒粕に含まれる「レジスタントスターチ（難消《なんしょう》化性《かせい》でんぷん）」によって、糖の吸収を抑え、血糖値の急激な上昇を抑えます。

また、「難消化性タンパク質」により、脂肪やコレステロールを体外に排出する作用があります。

これによって肥満や糖尿病の予防につながります。

効能8．アレルギー体質&高血圧の改善

酒粕に含まれるペプチドが、アレルギーを引き起こす物質の生成を阻害することで、アレルギー体質の緩和に効果が。また高血圧を抑える作用のあるペプチドも含まれます。

効能9．骨粗しょう症の予防

加齢によって骨の分解を促進する物質を阻害する成分が含まれています。

酒粕は十分に沸騰させれば、アルコール分は飛ぶので大丈夫という方もいらっしゃいますが、少しでも残っていてはいけませんので、お子さんや妊娠中の方は控えたほうがよいでしょう。

これだけある酒粕料理とおいしい食べ方

酒粕は実にさまざまな形で地元料理として新潟県民に愛されています。

その効果は先ほど述べたように幅広いものが！

新潟県民の食生活の豊かさと奥深さが表れているのです。

でも、酒粕の料理といわれても、どうもピンときませんよね。

私も、普段からとるようにしているのは、粕汁くらいです。

そこで、今回、酒粕をもっと日常の生活に取り入れてもらえるよう、お好みの具材を入れて、お湯をかければ、簡単に粕汁が楽しめる「新潟スープの素」（135ページ）と調味料としてもつかえる酒粕ベースの「新潟万能だれ」（141ページ）の2つを考案しました。

ぜひご覧になって、日々の献立に役立ててください。

新潟県 なんでもBEST5

今回、新潟県の実状を探るべく、
新潟県在住・出身者180人にアンケートを実施しました!

新潟オススメの健康食品は何ですか?
(複数回答)

1位	お米	34票
2位	枝豆	21票
3位	山菜	14票
4位	ナス	11票
5位	ネギ	8票

次に紹介するお米が第1位! 特筆すべきは5位のネギ。
ネギは、ビタミンやアリシンという疲労回復物質が豊富!
新潟では、やわ肌ネギという
ブランドネギが有名です。

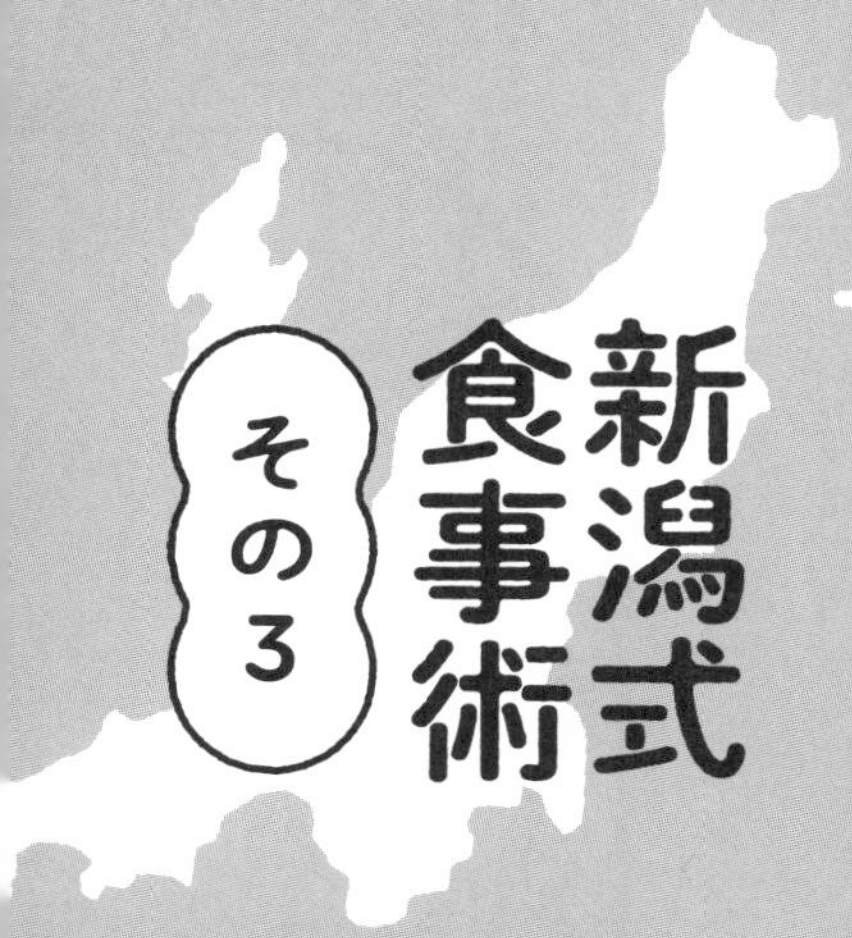

新潟式食事術 その3

冷やご飯をよく食べる

新潟といえば米どころとして知られていますが、お米も、日本人の健康には、かかせない食材です。特に、タイトルにある通り冷やご飯にすると、かなり優秀な健康食材へと変身するんです！

「お米は太るから体に悪い」は本当？

NIIGATA-SHIKI

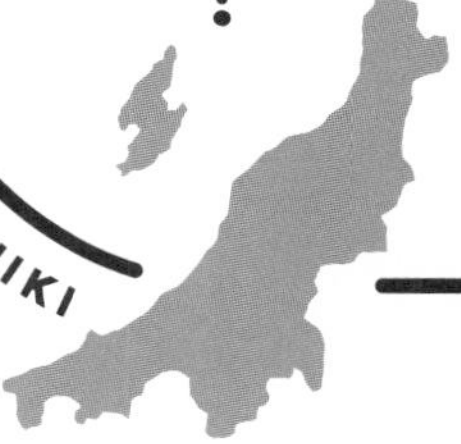

お米パワーを再確認！

新潟といえばやっぱりお米！

米どころ新潟県は全国でお米の収穫量第1位（「平成30年産水陸稲の収穫量」農林水産省統計）。

コシヒカリなどおいしいお米がたくさんとれます。

東京でも新潟産のお米を食べるのですが、それでもなぜだか、地元に帰ると、やっぱりご飯がおいしい！

新潟に帰ってきてホッとする瞬間です。

新潟米というと中越地方の魚沼産のコシヒカリが有名ですが、佐渡も含め、上越も下越各地域でも、それぞれおいしいお米づくりに取り組んでいます。

そんな県ですから、もちろん、お米はよく食べられています。

消費量は全国で第5位となっております。

さて、こんなにおいしいお米にもかかわらず、食文化の欧米化に加え、近年の糖質制限ブームの影響もあるのでしょうか。

お米の消費量はどんどんと減っていっているのが事実です。

「お米は糖質が高いから、太るから」と避ける人が多くいるように見受けられます。

ただ、あまりにも極端に避け続けているのには、疑問を持ちます。

ここで問題です。

Q

先進国の1万5000人を対象に行われた大規模調査で、全カロリーの何%を糖質で補う人が最も死亡率が低かったでしょうか?

正解は、50〜55％です。

この、50〜55％という数字、ご飯でとるとすれば、標準的な大人の場合、毎食茶わんに1杯程度が適量だといいます。

確かに、糖質制限は体重を落とすことには効果があるようですが、ただヤセても、体を危険にさらしていては意味がありません。

もちろん食べすぎはだめですが、そこまで避けなくてもよいのではないでしょうか。いずれにしても、**ご飯は日本人の主食として食べ続けられ、私たちのDNAの中**に刻み込まれている食べ物です。

古代からお米を食べ続けたことによって、日本人は、太らない遺伝子や腸内細菌を得たという話もあります。

栄養価の数字以上に、私たちの体と健康に合った食べ物ではないでしょうか。

お米の健康パワーを最大限に引き出す新潟県民の食べ方とは？

NIIGATA-SHIKI

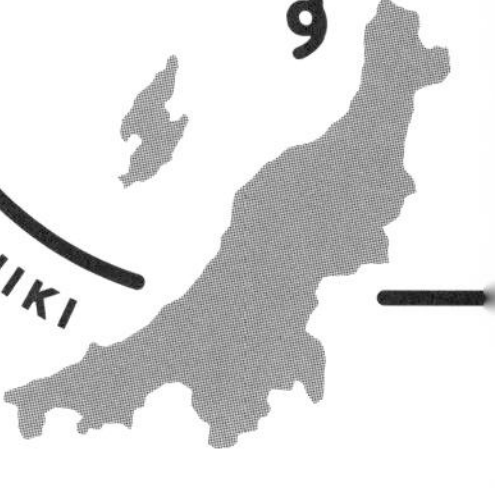

冷やご飯をよく食べている新潟県民

さらにいえば、新潟県民は、素晴らしいお米の摂取方法を、知ってか知らずか行っていました。

それは、冷やご飯を食べている頻度が高いということです。

どういうことかというと、実は新潟県民はお弁当を持参する人が多い！

ニチレイフーズが行った「47都道府県のお弁当事情に関する調査」で、「平日ほぼ毎日お弁当をつくる」と答えた人の割合が多かった県の1つが新潟県でした。

2018年こそ6位でしたが、前年の2017年の調査では32・7%で1位。約3分の1の人がほぼ毎日お弁当をつくって食べているのです。

冷やご飯には整腸効果、ダイエット効果があることがわかっています。

その秘密が今第三の食物繊維といわれ、酒粕のところでも紹介した**「レジスタントスターチ（難消化性でんぷん）」**です。

通常でんぷん質は私たちの体内にあるアミラーゼなどの消化酵素によって分解、吸収されます。

ところがこのレジスタントスターチはでんぷんであるにもかかわらず、消化吸収されにくく、食物繊維と同じような働きをするのです。

それによって整腸作用が促されるとともに、カロリーや糖質摂取が抑えられ、ダイエットにもつながるのです。

さらに**でんぷん質は、レジスタントスターチになると、カロリーは半分適度になる**といわれています。

このレジスタントスターチは加熱すると分解してしまいますが、冷えると再結晶する性質があります。

ですから温かいご飯よりも、冷やご飯のほうにたくさん含まれています。

昔の人は現代の私たちよりもずっと冷やご飯を食べていたと思います。

特に新潟県は昔から農業従事者が多く、農作業などで仕事をして、昼ご飯はおにぎりやお弁当が多いのです。

また、食事のたびにお米を炊くのは時間の無駄ということで、朝1日分炊いて、昼と夜はそのまま冷やご飯を食べる家も多かったようです。

かつては温かいご飯より、冷やご飯を好んで食べる人が結構いたという話を聞きます。

冷やご飯にレジスタントスターチが多いということは、昔の人は知らなかったでしょうが、結果的に体によい食事をしていたわけです。

お弁当の持参率の高い新潟県民は、結果としてレジスタントスターチのたくさん含まれた、食物繊維の多い食事をとることになるわけです。

もちろん、すべての食事のご飯を冷まして食べればいいのですが、とはいえホカホカご飯のおいしさは格別なものがあります。

全部って考えると「ムリ！」と思う人も少なくないのではないでしょうか。

だからこそ、せめてお昼にお弁当やおにぎりなどの、冷やご飯を食べるのがよいように思います。

特に新潟米は冷めても甘味があっておいしいですからね。

冷やご飯にはレジスタントスターチ以外にも、効用があります。

それは、冷やご飯のほうが温かいご飯よりもかたくなるため、よく噛《か》むようになるということです。

よく噛むことで、満腹中枢が刺激され満足感が高まっていくので、自然に食事の量が少なくてすむのです。

また、お弁当ならついつい「大盛り」を頼むこともないですし、量、カロリーを自然とセーブした食事になるはずです。

今回、レシピページにもいくつかお弁当を紹介していますので、ぜひ参考にしてみてください。

レジスタントスターチの効用とは？

ここで、レジスタントスターチの効用を詳しくみてみましょう。

レジスタントスターチはお米だけでなく、インゲン豆、トウモロコシ、大豆、小麦、ジャガイモなどにも含まれています。


レジスタントスターチは難消化性でんぷんと呼ばれるように、小腸内で消化されずに大腸まで送り届けられます。

まさに食物繊維と同じような働きをするのです。

レジスタントスターチをとることで、以下の４つが期待できるといわれています。

・便通の改善

消化されずに大腸まで送り届けられたレジスタントスターチは食物繊維と同じく腸

を刺激することで便通がよくなります。

また腸内の善玉菌のエサになることで善玉菌を増やし、腸内環境をよくします。便も増やして、善玉菌のエサにもなる。

これは、まさに、最初に紹介した「水溶性食物繊維」と「不溶性食物繊維」のいいとこどりです。

・血糖値の抑制

ほとんど消化されずに腸内を移動することで、血糖値の急激な上昇を抑えることができます。

・美肌などアンチエイジング効果

腸内環境が整うことで美肌効果が期待できる。また、悪玉菌による悪影響を防ぎ、免疫力がアップし、同時に悪玉菌によるエイジング作用を阻止するので、アンチエイジング効果も期待できます。

・ダイエット効果（体重増加、脂肪増加の抑制）

マウスの実験結果では、レジスタントスターチ入りの食事をさせたマウスは脂肪重量が減り、内臓脂肪の増加を抑えることができたそうです。

このような結果からも、**レジスタントスターチの豊富な食品は肥満を防止し、内臓脂肪を減らす**働きが期待できます。

冷やご飯に秘められた意外な効果。お弁当をつくって食べることで、これらの効果が期待できるのです。

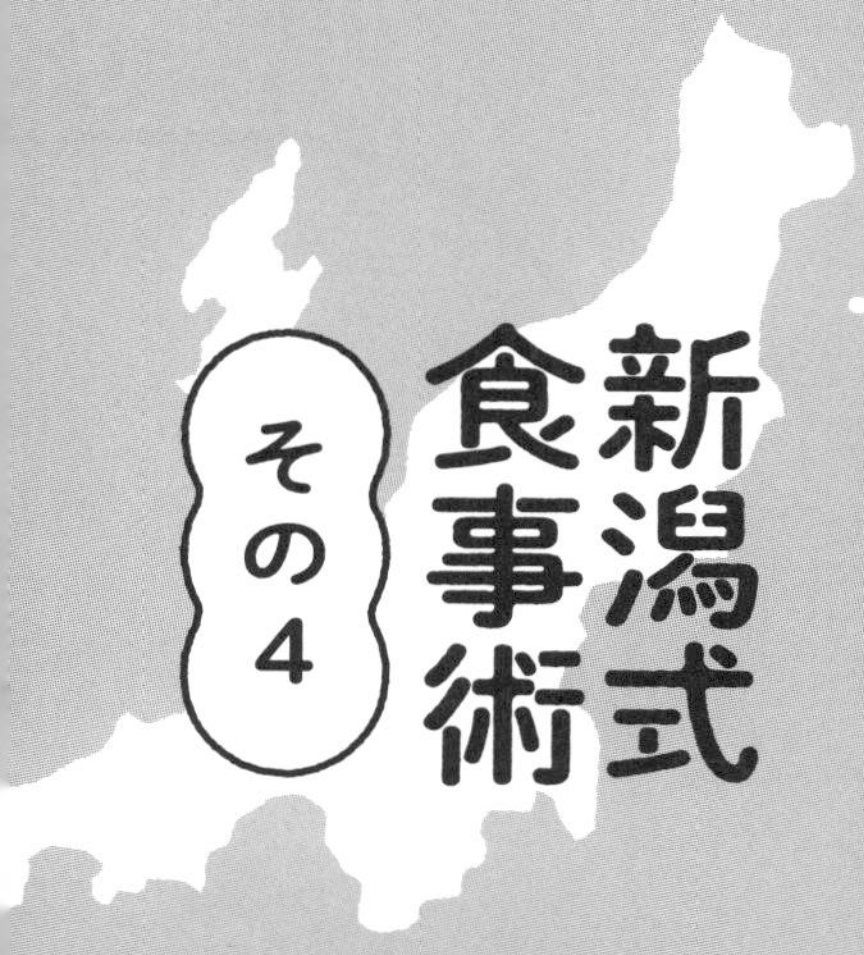

新潟式食事術 その4

健康おつまみで、飲んだ体への罪滅ぼし

新潟といえば、日本酒消費量第1位のお酒大好き県です。偶然か、必然か、新潟県民がよく食べる食材には、お酒から体を守る栄養素がたっぷりのものが！　さて、その食材とは何でしょうか？　お楽しみに！

日本酒消費量No.1の新潟県民が愛する、健康おつまみとは!?

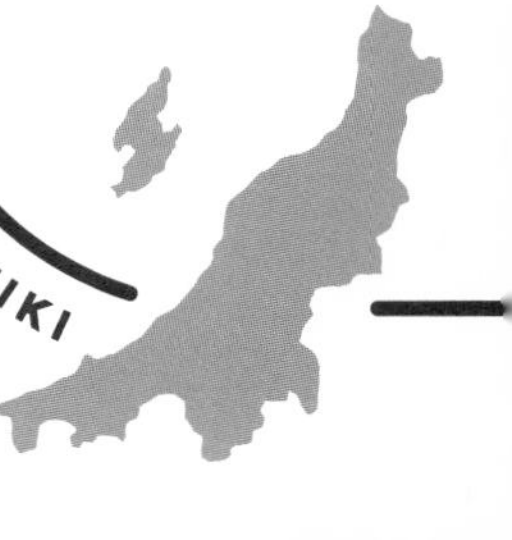

オルニチンをたっぷり含む2つの食材

新潟の特産といえば、おそらく多くの人が、日本酒をあげるのではないでしょうか。

古くから、酒どころとして知られています。

そして、お酒、特に日本酒が大好きな人が多いのも新潟。

成人1人当たりの**清酒の消費量では断トツの1位で、平均の2倍以上の量**を飲んでいます。

医師としてこれがいいのかといえば、少し苦言を呈したい思いはあるのですが……。

持病や太りすぎなど生活習慣病の心配がなければ、飲みすぎずに上手に付き合ってほしいなと思います。

そして、飲みすぎとともに気を付けてほしいのが、おつまみです。

お酒が入ると、ついつい食べすぎてしまったり、脂っこいものや味が濃いものを食べてしまいがちです。

お酒よりも、おつまみのほうが問題ではないかと思うのですが、おつまみに目を向けると、新潟県民は、私から見て、なかなかよいセレクトをしているのです。

さて、ここでまた問題です。

Q

飲みすぎによる二日酔いやそれに伴う疲労を緩やかにすることが期待され、シジミによく含まれているのがオルニチンです。このオルニチンがシジミの数倍含まれていると期待されている、新潟県民が大好きな食べ物2つは何でしょうか?

正解は、きのこと、枝豆（茶豆）です。

ホクトの発表によると、ぶなしめじには、100g当たりのオルニチンの含有量がシジミの約10倍もあったそうです。

そのほかのきのこも、シジミより多くのオルニチンの量を含んでいるものが少なくないといわれています。

また、茶豆に関しては、新潟県民がよく食べる茶豆とルーツが同じといわれている、山形のだだ茶豆がシジミの数倍のオルニチンが含まれているとの研究結果（「エダマメにおけるダダチャマメ系品種の生育および成分特性」阿部利徳、2011）があります。

オルニチンが、二日酔い対策にいい理由は？

なぜ、お酒を飲むと、二日酔いになったり、体に悪かったりするのでしょうか。

それは、アルコールは肝臓でアセトアルデヒドという物質に分解され、さらに酢酸に分解され、最終的には、水と二酸化炭素に分解され、体の外に排出されます。

しかし、**大量に飲みすぎて、肝臓の能力を超えると、アセトアルデヒドが残ってしまい、これが血液にのって体中をめぐって、二日酔いを引き起こします。**

しかもアセトアルデヒドには、発がん性があるので、がんのリスクも高めてしまいます。

さらに、増えすぎると、体内の細胞を傷つけるなどして、体を老化させる活性酸素を大量に増やしてしまうのです。

その悪玉であるアセトアルデヒドを酢酸に分解するのを助けるのがオルニチンなのです。

ただし、肝臓にアルコールがあるときに、オルニチンをとらなければ分解を助けてくれません。

アセトアルデヒドが血液にのって体中をめぐり始めると意味がないので、飲んだ翌日ではなく、飲んでいる最中に、きのこや枝豆をおつまみとして、食べるのがオススメです。

そのほか、**オルニチンには、メンタル的なストレスを改善させたり、日々の疲れや老化の進行を抑制する睡眠中の成長ホルモンの分泌を促す効果も期待**できたりと、疲れている人には、うってつけの栄養素なのです。

新潟県民が抱く熱い枝豆LOVE

新潟県民のきのこ好きは、前に説明しましたので、ここでは、枝豆について、説明をしましょう。

新潟出身者および在住の方に「お酒を飲むときに必ず食べるものは、何ですか？」

というアンケートをとったところ、1位は「枝豆」でした。

新潟県民は枝豆が大好きですすし、新潟県は枝豆の作付面積が第1位（「令和元年産指定野菜（秋冬野菜等）及び指定野菜に準ずる野菜の作付面積、収穫量及び出荷量」農林水産省より）。

そして一世帯当たりの購入量も第1位。

でも、あまり**新潟が枝豆王国**だというのは、全国的には知られていないように感じます。

それもそのはず。新潟の枝豆は、新潟県民が食べてしまうからです。

新潟県民なら、大鍋いっぱいにゆでて、大きなザルに山盛りの枝豆を、家族全員であっという間に食べきるのは当たり前のこと。

でも東京を含めて、ほかの県でこのような光景をお店でも家庭でも、見たことはありません。

新潟県ならではの光景のようです。

熱々の枝豆を一気に口に放り込む。とにかくおいしい！


枝豆にはいくつかの種類がありますが、中でも有名なのが茶豆です。新潟市西区で栽培されていた伝統品種が元祖で、ゆでたときの豆の薄皮が薄い茶色であることから茶豆と命名されました。

そのほか約40種類もの品種を組み合わせ、今では5月から10月まで、さまざまな種類の枝豆が、途切れることなく出荷されています。


枝豆は未成熟の大豆で、豆と野菜の両方の栄養素を兼ね備えた優れた食材です。大豆には少ないβカロチンやビタミンCを多く含んでいます。

もちろん、良質なタンパク質、脂質、糖質に富んでおり、ビタミン類、食物繊維やカルシウム、鉄分など、実にたくさんの栄養素に富んでいます。

豊富なビタミンB_1、B_2は体内で糖質、タンパク質、脂質を分解してエネルギーに変える作用があるので、疲労回復にはうってつけです。

また、カリウムを多く含むので、夏場に大量の汗をかくことでカリウムが失われ、夏バテになることを防いでくれます。

さらに利尿作用もあるので、体のむくみを取ってくれます。


枝豆は、夏バテや疲労回復にもってこい。

しかも**アルコール分解を助けるので、おつまみとしても最適な食べ物**なのです。

おつまみは、きのこと枝豆を合言葉にしていただけるとよいのではないでしょうか。


とはいえ、きのこと枝豆を食べていれば、いくら飲んでも大丈夫というわけではありません。

いずれにしても、お酒の飲みすぎには、注意してください。

日本酒を飲むと太るって本当なの？

NIIGATA-SHIKI

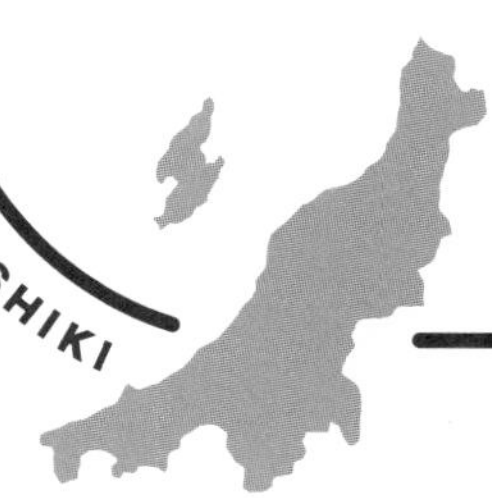

日本酒が特に糖質やカロリーが高いわけではない

「日本酒は太りやすく体に悪い」というイメージの方も少なくないようです。

ただ、ひと言、断っておきたいのが、日本酒が太りやすく特別体に悪いというわけではないということです。

どうも、日本酒は、糖質、カロリーが多い、アルコール度も高いからと避ける人も多いようです。

では、実際どうなのでしょう。次ページの表を見てください。

郵便はがき

切手を
お貼りください

105-0003

（受取人）
東京都港区西新橋2-23-1
3東洋海事ビル
（株）アスコム

医師がすすめる新潟式食事術
長生きの秘けつがここにありました。

読者　係

本書をお買いあげ頂き、誠にありがとうございました。お手数ですが、今後の出版の参考のため各項目にご記入のうえ、弊社までご返送ください。

お名前	男・女	才
ご住所　〒		
Tel	E-mail	
この本の満足度は何％ですか？		％

今後、著者や新刊に関する情報、新企画へのアンケート、セミナーのご案内などを郵送またはｅメールにて送付させていただいてもよろしいでしょうか？
□はい　□いいえ

返送いただいた方の中から**抽選で5名**の方に
図書カード5000円分をプレゼントさせていただきます

当選の発表はプレゼント商品の発送をもって代えさせていただきます。
※ご記入いただいた個人情報はプレゼントの発送以外に利用することはありません。
※本書へのご意見・ご感想およびその要旨に関しては、本書の広告などに文面を掲載させていただく場合がございます。

●本書へのご意見・ご感想をお聞かせください。

ご協力ありがとうございました。

日本酒って本当に、カロリーと糖質が高いの？

飲み物	カロリー	糖質
純米酒（1合）	185kcal	6.5g
ビール中ジョッキ（500mℓ）	200kcal	15.5g
缶チューハイ（350mℓ）	182kcal	10.2g
ウイスキー（ダブル60mℓ）	142kcal	0g

『日本食品成分表2018（七訂）』を基に数値を計算

これは、日本酒とそのほかのお酒の大よその1杯当たりに含まれるカロリーと糖質で比較したものです。

糖質とカロリーがほかのお酒に比べて多いかといえば、そうではありません。

また、アルコールについてですが、厚生労働省の「飲酒のガイドライン」には、次のようにあります。日本人や欧米人を対象にした大規模な疫学研究から、アルコール消費量と総死亡率の関係を検討した結果「通常のアルコール代謝能を有する日本人においては、節度ある適度な飲酒として、

1日平均純アルコールで20g程度である」と書いてあります。

20gとは大体「ビール中ビン1本」「日本酒1合」「チュウハイ（7%）350㎖缶1本」「ウイスキーダブル1杯（60㎖）」です。

あまりぐいぐいとは飲まない日本酒。普段飲む、お酒の量を考えると、日本酒で、そこまでアルコールをたくさん摂取しているわけではないように思います。

また、**日本酒に含まれる、「コウジ酸」はシミの元のメラニンの生成を抑えたり、ポリフェノールの一種である「フェルラ酸」も、シミ・シワなどに対する効果が期待できる**といわれています。

さらに、日本酒のアルコールに含まれている「アデノシン」には、血行促進による全身の温め効果が期待でき、冷え性などにもいいという人もいます。

いずれにしても飲みすぎず、各アルコールの適量を意識しながら、ヘルシーなおつまみで楽しむというのがいいようですね。

新潟式食事術

その5

豚、鮭で
タンパク質を
たっぷり補給！

動物性タンパク質は、長生きにはかかせない栄養素です。だからこそ、肉や魚で補給することは非常に大切です。中でも特にオススメなのが、タンパク質以外にも、たっぷり重要な栄養素を含んだ、豚と鮭です！

タンパク質不足が老化とフレイル（虚弱）を引き起こす！

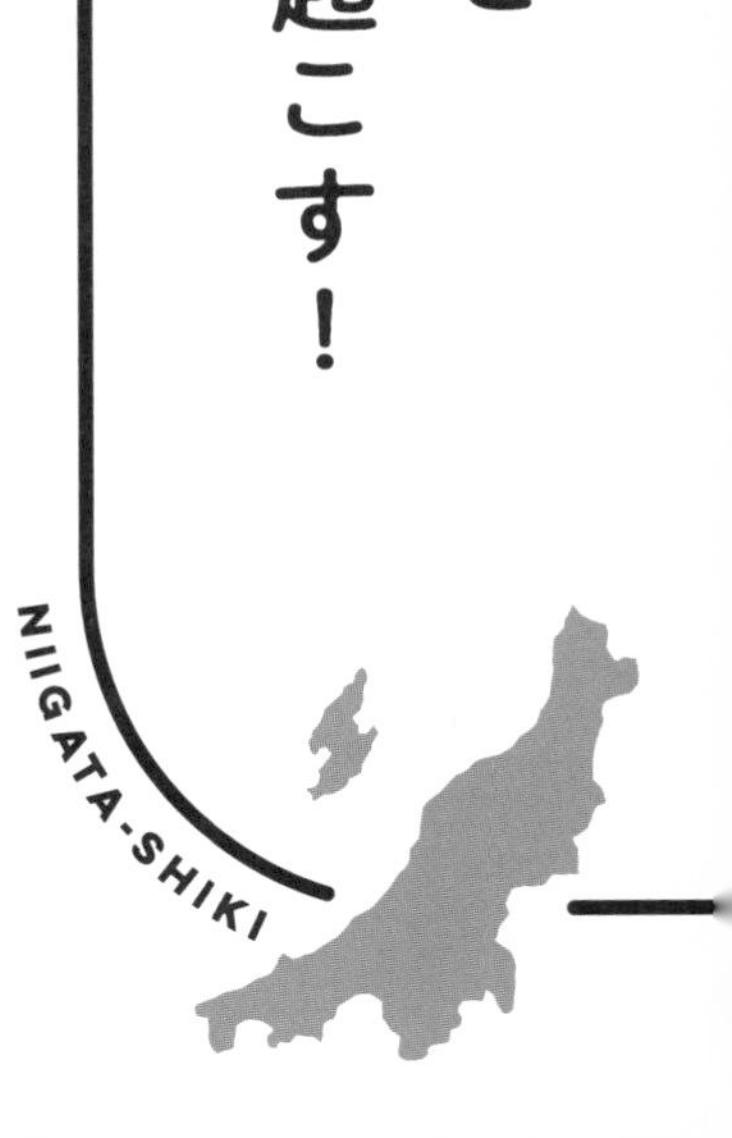

死ぬまで元気になるために必ず食べたい食材は？

日本人の平均寿命は男性81・41歳、女性87・45歳（2019年厚生労働省調べ）となっています。いよいよ人生100年時代、長くなった人生をいかに健康に生きるかが大事なテーマです。

そんな高齢化社会の我が国で、近年注目されているのが「フレイル」です。

「フレイル」とは一般的には「虚弱《きょじゃく》または老衰《ろうすい》」と訳されます。

加齢とともに心身が衰えて健康な状態からフレイルの時期を経て要介護状態へ陥ることから、健康寿命を長く、要介護状態の期間をいかに減らすかが重要な課題であるのです。

簡単にいえば、要介護状態になる一歩手前の状態と考えてください。

そして、フレイルには、3つの原因があります。

1. 身体的フレイル（慢性疾患、運動機能障害を伴う整形疾患、老年症候群）

2. 精神的フレイル（認知機能低下、うつ状態）

3. 社会的フレイル（独居、孤立、引きこもり、老老介護、経済的困窮）

この3要因からADL（日常生活動作）低下や生活機能障害を生じます。

食事や着替え、排泄、入浴などの身の回りの動作、歩行、車いすの操作、階段の昇り降りなどの日常的な生活をするための行動ができなくなるというわけです。

フレイルの進行を予防するには、これらの要因を総合的にみて介入していくことが大切です。

以前は、老化に伴う体力の低下は半ば致し方ないもので、防ぐことができないと考えられてきました。

しかし、最近の研究では、生活環境や食事、運動などの条件や状況を変え介入することで、フレイル状態から健康状態へ復活できることが証明されています。

だからこそ、自分の体が今、どのような状態であるのかを、しっかりと把握することが必要なのです。

フレイルは、次のような簡単な評価基準があります。

ご高齢の方は、ご自分や友人、若い方は、自分の親御さん、親戚が次のような状態に陥っていないか、ぜひ一度確かめてみてください。

1．体重減少（半年間で2～3kgの体重減少）

2．疲労感（ここ2週間わけもなく疲れたような感じがするか？）

3．日常生活活動量の減少（定期的な運動、体操、スポーツや農作業を1週間に一度もしていない）

4．歩行速度の減弱（5秒間で5m未満）

5．筋力（握力）の低下（利き手の測定で男性26kg未満、女性18kg未満の場合）

以上の5項目のうち3項目以上該当された方は、フレイル、1～2項目該当では、前フレイル（プレフレイル、フレイルの一歩手前）該当項目0は健常となります。

ですから、1つでも当てはまった方は、注意が必要なのです。

フレイル改善のために、今すぐできることが、運動と食事です。

ウォーキングなどの適度な運動を行っていただきたいですし、フレイル予防のために、ぜひ、肉や魚などに多く含まれる、動物性タンパク質を多くとってください。**フレイルの人は低栄養である人が多く、特に動物性タンパク質の摂取不足と大いに関係があると**報告されています。

動物性タンパク質は主に筋肉、骨、血液の材料となる栄養素であるため、不足すると筋力低下、骨粗しょう症などを生じ身体機能が衰えていきます。

大豆や小麦などにも植物性のタンパク質が入っています。

植物性というと、とてもヘルシーに感じますし、低脂肪、低カロリーにとれるので、とても健康的です。

ですが、植物性タンパク質だけでは、必須アミノ酸という、食事からしかとれない栄養素が足りません。

この必須アミノ酸は、筋肉をつくったり、肝機能を向上させたり、いろいろな役割をはたします。

動物性タンパク質はこの必須アミノ酸を含んでいるので、肉や魚は必ずとってほしい食材なのです。

「フレイルなんて高齢者の話でしょ？」と思っている方もいらっしゃるかもしれませんが、そうではありません。

この**フレイルを予防するのは40代、50代の生活習慣、特に食習慣が大きい**ことがわかっています。

フレイル予防のためにも、若いころからしっかりと動物性タンパク質をとることが大切なのです。

そして、その中でもオススメなのが、豚肉です。

特に疲れているときなどはオススメです。

豚肉には特に疲労回復効果が期待できるビタミンが数多く入っているからです。

ビタミンならぬ「ブタミンパワー」が体を元気にしてくれるのです。

驚くべきブタミンパワーで元気100倍

NIIGATA-SHIKI

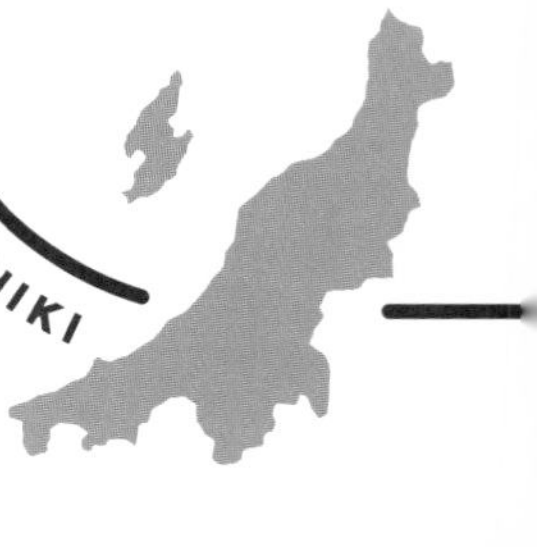

ビタミンB_1で体と心のエネルギー満たん！

豚肉には、さまざまなビタミンが含まれていますが、中でも豊富なのがビタミンB_1です。

牛肉よりも、鶏肉よりも多く含まれているといわれています。

ビタミンB_1はすでに説明したように、体内で糖質をエネルギーに変える働きがあります。

エネルギーは、歩いたり運動したり、体を動かすそのためだけに必要なものではありません。

脳を動かすのにも、大量のエネルギーが必要となります。

脳のエネルギーは、ブドウ糖のみからつくられます。ビタミンB_1は、このブドウ糖からエネルギーがつくられる助けをするのです。

ですから、ビタミンB_1が不足して、エネルギーがいきわたらなくなると、記憶力の低下、うつ、情緒不安定などを引き起こす可能性もいわれています。

さまざまな研究から、**アルツハイマー型の認知症の予防や治療に効果があるとの期待も高まっています**。

肌荒れや口内炎が出きやすくなったら、ビタミンB_1不足のサインといわれていますので、そのような症状が出たら、ぜひ豚肉を多めに食べてみてください。

特に水溶性のビタミンB_1は汗とともに失われやすいなどの理由で、**夏場はビタミンB_1を消耗しやすい季節**だといわれていますので、注意してください。

新潟県は豚肉消費量が全国トップの豚大好き県！

NIIGATA-SHIKI

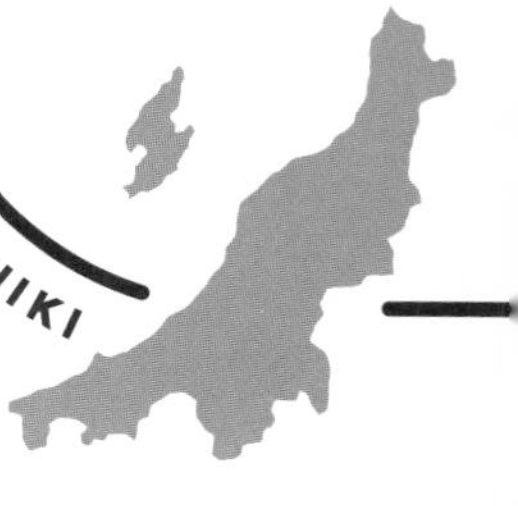

新潟県は、ブランド豚の宝庫

そんなブタミンパワーを最大限活用しているのが、実は新潟県なのです。

なんと、新潟は豚肉消費量が全国トップ！

さらに、県内各地でそれぞれブランド豚が生産されています。

新潟のスーパーなどでよく目にするのが「越後もちぶた」という銘柄です。

県内の複数の農家で飼育されているもの。全国の養豚家が集まり、日本のおいしい豚のブランドをつくろうという動きの中で生まれた「和豚もち豚」の新潟版です。

とろけるような甘みのある脂と、深みのある味わいの赤身が特徴で新潟県民に広く支持されています。

そのほか「朝日豚」「つなんポーク」など、かなり多くの豚肉ブランドが県内広く生産されています。

ちなみに牛肉の消費量は全国の下から数えたほうがはやく、明らかに牛肉より豚肉をたくさん食べるのが新潟県民。

これにはいろいろな理由が考えられますが、新潟県は農業県で昔は牛耕で牛を大切にしていたためだという説や、牛肉より安い豚肉を志向するという堅実な県民性などが指摘されています。

さまざまな料理で豚肉を使うところは、見習いたいところです。

新潟県民のタンパク源の代表魚「鮭」は老化防止食材

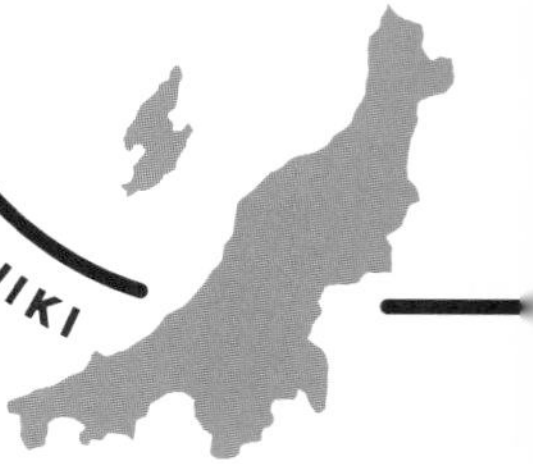

新潟の長生きを支えてきた魚

さて、豚肉とともに、新潟県民の貴重な動物性タンパク質の補給を担っているのが鮭です。

新潟は、鮭の消費量が全国ナンバー1（「家計調査」のさけと塩鮭の合計値で計測）。塩鮭の塩分には気を付けていただきたいですが、間違いなく、古くから新潟県の健康を支えてきた、非常に重要な食材です。

鮭には、豚と同じく、いろいろな長生き成分がたっぷりとつまっています。

主に、次の2つの特徴があります。

特徴1．アスタキサンチンの抗酸化作用でアンチエイジング

鮭の栄養成分で最も注目されているのが、鮭の赤身成分であるアスタキサンチンで、**ビタミンCのなんと6000倍もの老化を防ぐ抗酸化作用がある**とされています。

紫外線によるシミやシワを防ぎ、アンチエイジングの効果が。また眼精疲労や筋肉疲労回復の効果もあるといわれています。

特徴2．DHA、EPAが豊富で生活習慣病を予防

魚類には多く含まれるDHA、EPAが豊富なので、血中のコレステロールや中性脂肪の値を下げる働きがあります。

血液がサラサラになることで、さまざまな病気を予防します。

記憶力を維持する栄養素としても知られています。

タンパク質で、フレイルを防止し、アスタキサンチンで老化を防止する。

鮭は、優秀な長生き健康食材なのです。

魚介類が豊富な新潟県

鮭以外にも、日本海に面して海岸線の長い新潟は、海の幸の宝庫です。

鮭以外の新潟の有名な魚介類を紹介します。

1つ目は、寒ブリです。

11月をすぎると、北の海から南に移動するブリが、佐渡近海に現れます。脂ののった寒ブリは村上地方の鮭とともに新潟の正月の食卓を飾る魚の代表です。

青魚ですからDHA、EPAはもちろん、ビタミンB群、ビタミンD、鉄分などが豊富です。

血液サラサラになり、疲労回復、細胞活性に効果的。また骨を丈夫にし貧血にも効果があります。

2つ目が、南蛮エビです。

正式名称はホッコクアカエビ。いわゆる甘エビですが、鮮やかな赤色と形が赤唐辛子に似ていることで、新潟では南蛮エビと呼ばれ、親しまれています。

各種アミノ酸が豊富でグリシンとアラニンという物質はコラーゲンの素。ですから肌を美しく保ちます。またタウリンが豊富なので動脈硬化を防ぎ心肺機能を強化、悪玉コレステロールの減少効果があります。

さらに、鮭の項目でもでてきたアスタキサンチンも含まれています。

最後に紹介するのがノドグロです。

実はその昔、ノドグロは「滋養《じよう》の魚」として、病人の回復食として食されてきました。味の良さだけでなくＤＨＡ、ＥＰＡ、ビタミンB_1、B_2など栄養価も高い魚です。

新潟県 なんでもBEST5

今回、新潟県の実状を探るべく、
新潟県在住・出身者180人にアンケートを実施しました!

食卓によく並ぶ魚といえば?

1位	鮭	92票
2位	サバ	22票
3位	アジ ブリ マグロ	6票

圧倒的な鮭の人気!
ちなみに、好きなおにぎりの具は何ですか?
の答えも、2位の梅に2倍近くの
差をつけて鮭でした。

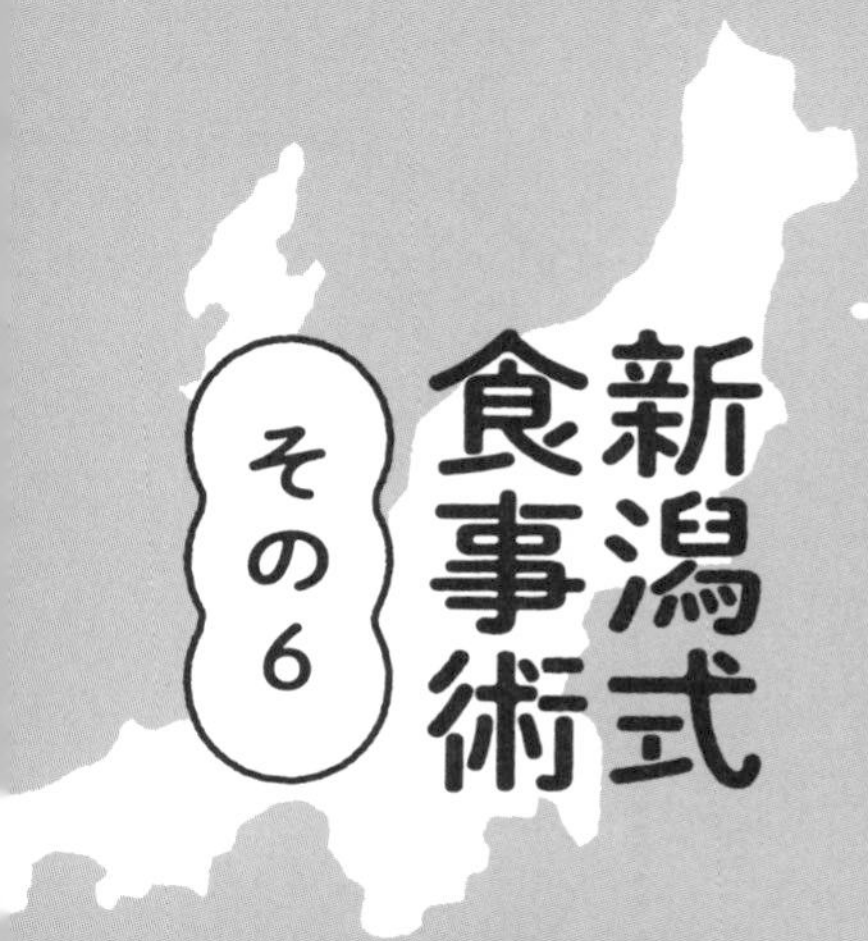

新潟式食事術 その6

新潟のカラフル野菜とソウルフードで、長生き生活

食文化が豊かな県に住む新潟県民は、さまざまな野菜、料理を食べています。ここでは、これまで紹介してきた、食材、料理以外の新潟県民が愛する健康野菜と健康食をご紹介します。

種類はなんと20種以上！ダイエット食材ナス好きの新潟県民

NIIGATA-SHIKI

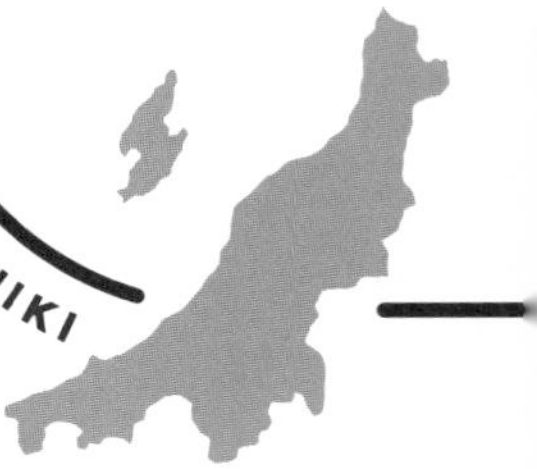

新潟は日本一の野菜好き

新潟県は朝市がたくさん立つことでも知られています。定期市の数は新潟県内で60か所以上も開かれているそうです。おそらく全国でもトップクラスでしょう。

その日の朝とれた新鮮な色とりどりの野菜や果物、魚介類など、新鮮な食材が、長さ数百メートルの通りに並ぶのは、壮観《そうかん》です。

おいしい野菜が手軽に手に入る環境がすぐ近くにある。

ですから、新潟県民が野菜をたくさん食べているのも当然といえば当然かもしれません。

一世帯における年間の生鮮野菜の消費量は全国1位。

「家計調査」の生鮮野菜の統計項目33項目のうち、新潟は大半がトップ10入り！

新潟県民はバランスよく野菜を豊富にとっているのです。

さて、ここでは、新潟県民がよく食べている食べ物の中から、オススメの2つのカラフル野菜を紹介します。

それは、ダイエットに欠かせない、紫紺色のナスと、老化やがんを予防する抗酸化物質をたくさん含む真っ赤なトマトです。

紫紺色の皮に唯一の注目栄養素が！

２０１９年7月、上越市で開かれた「にいがたナスサミット」でこんな報告がされました。

新潟県はナスの作付面積がダントツの全国1位にもかかわらず、収穫量は7位、出荷額は17位にとどまっているそうです。

これは新潟県民が無類のナス好きで、出荷する前に自分たちで食べてしまうから。あるいは小さいうちに漬物にしてしまうからだそうです。

そして何より、ナスの種類が豊富です。お漬物にする十全《じゅうぜん》ナスやステーキにすると、トロトロにやわらかい越の丸ナス、先が尖っている鉛筆ナスなど、その種類は約20種類にも及ぶといわれています。

ナスは栄養素がほとんどないといわれることがあります。

ビタミンやミネラルなどはほとんどなく、まさしくその通りなのですが、唯一、ナスの栄養素で特筆すべきものが、ナスの皮の紫紺色の成分のナスニンです。

この**ナスニンには強い抗酸化作用**があります。

そのため活性酸素による細胞の損傷を抑え、アンチエイジングや抗がん作用があるとされています。

またコレステロールを抑制する働きが認められています。

ダイエット食としてナスは注目！

そして、ナスは三大栄養素である炭水化物や脂質、糖質が、ほとんど含まれていません。

100gのナスの総カロリーはたったの22kcal。

栄養価の低い食べ物だと軽視されがちではありますが、ほかの野菜よりも栄養価がさほど高くないからこそ逆にいえばダイエット食でもあります。

効果的にメニューや料理にナスを加えることで、全体のカロリーや糖質量を抑えてボリュームアップが可能です。

結果的に低カロリーな食事となって、ダイエットにつながるわけです。

そこで、今回、そんな何もないナスの特性を生かした「新潟ご飯の素」を考案しました。

ご飯にかければ、多少、ご飯の量を減らしても、満腹感を覚えるはずです。

ついつい食べすぎてという方にはうってつけです。

138ページに作り方が書いてありますので、ぜひつくってみてください。

トマトの赤は、老化ストップのサイン

NIIGATA-SHIKI

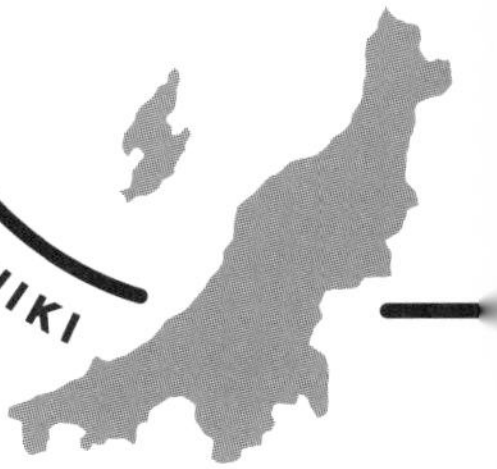

朝トマトがオススメ

真っ赤なトマトには栄養がいっぱいです。
新潟では、県内多くの地域でトマトが多く生産されていて、直売所も多くみられます。
消費量は全国3位です。
この真っ赤な色がポイントです。
トマトの赤色は、リコピンといわれて、ガンや老化を防ぐ、抗酸化作用がとても強い栄養素として、注目されています。

トマトは、生で食べてもおいしいですが、健康のことを考えれば、オリーブオイルと合わせて、カプレーゼにするなど、油と一緒に食べる、もしくは、加熱をすると、体内の吸収がさらに高まるといわれています。

また、ある研究によると、リコピンは朝が一番吸収するという話もありますので、ぜひ、朝にトマトを摂取するようにしてみてください。

また、**トマトに含まれるGABAは、高血圧予防やリラックス効果が期待できる**注目の食材でもあります。

GABAは、加熱に強いので、リコピンやGABAを摂取するためには、生より、加熱をして食べるのがよいと思います。

そのほか、トマトは、低カロリーですし、ビタミン類も豊富ですので、ぜひ1日の食卓に一度は、登場させたい野菜といえるのではないでしょうか。

カレールー消費量第2位！
スパイス摂取で健康増進

カレーに含まれるスパイスは健康の素

新潟県民はカレー好き。
その消費量は、鳥取に次いで、全国2位。
各家庭でカレーをたくさん食べるのが新潟県民なのです。

スパイスの香りが食欲増進するので、ついつい食べすぎてしまうのがたまに傷ですが、カレーは長生きの栄養素が結構含まれているのです。

NIIGATA-SHIKI

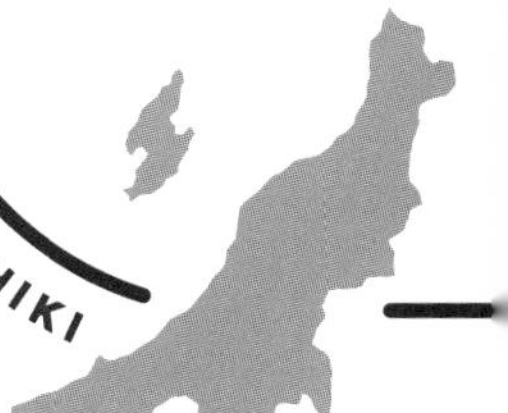

カレーは言わずと知れたスパイスの宝庫で、食べる漢方薬というくらい、体によい、効き目のある成分がたくさん含まれています。

カレーに含まれているターメリック、コリアンダー、ナツメグなどのスパイスは、総じて抗酸化作用があり、代謝を高めることで細胞を活性化させ、若返りを促します。

今回、**健康効果の高いのっぺをプラスした「のっぺ元気カレー」を考案**しました。根菜とカレーの意外なマリアージュ。

ぜひ、試してみてください（レシピは133ページ）に。

カレーの副菜は酢のもので

カレーを食べるときには、さっぱりした副菜がほしくなります。

そんな副菜には、酢を使った料理がオススメです。

酢には、**摂取した食べ物を効率よくエネルギーに変えてくれたり、内臓脂肪を燃焼したりする効果**があります。

今回、カレーの副菜にもぴったりな、根菜たっぷりの「新潟ピクルス」を今回つくってみました（レシピは146、147ページに）。

さらに、新潟の酢のものといえば、食用菊の酢の物がありますね。

新潟では「延命菊」と呼ばれる食用菊の一種の花びらを食べる習慣があります。「かきのもと」とも呼ばれ、むしり取った花びらをさっとゆで、冷ましてから酢、砂糖などで味付けをします。

食物繊維も豊富ですし、肌の調子を整えるビタミンも豊富なので、157ページのレシピを参考につくってみてはいかがでしょう。

甘いものは、特産果物で健康的に補給！

果物でビタミンを補給

新潟県民のおやつといえば、果物。

広い耕地面積を生かして米だけでなく、さまざまな果物をつくっています。スーパーや朝市などで、そんな新鮮な果物を目にすることができます。

食べすぎは太ってしまいますが、果物は、ビタミンやミネラルが豊富なので、おやつを食べるなら、果物もオススメの1つです。

NIIGATA-SHIKI

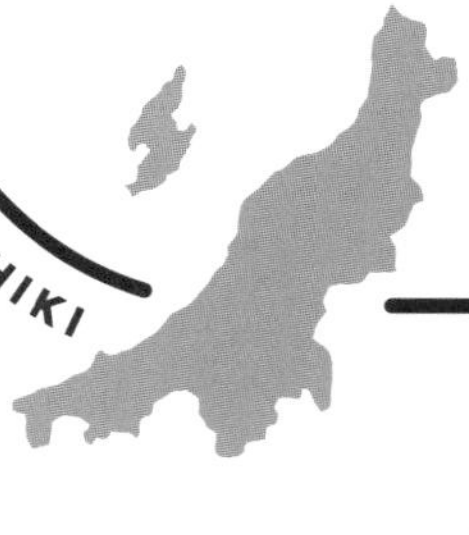

数ある果物の中でも、特に新潟県民に親しまれているものを、いくつか紹介しましょう。

・ル・レクチエ

皆さん、**洋ナシといえば、何の果物を思い浮かべますか？**

この質問で、新潟出身者かどうかわかるのではないでしょうか。

大体の人が、ラ・フランスと答えるようですが、新潟出身者は、ル・レクチェと答える人が多いように思います。

新潟は全国有数の洋ナシの生産量を誇りますが、その大半はル・レクチェと呼ばれるブランドです。

なめらかな食感、濃厚な甘みが特徴です。

原産国はフランスです。

明治時代に新潟の中蒲原郡茨曽村《なかかんばらぐんいばらそねむら》（後の白根市で現在、新潟市南区）の庄屋の小池左右吉という人がフランスから苗木を取り寄せたのが最初といわれています。

11月から12月にかけて、スーパーなどで一斉に販売され、今やすっかり新潟の特産果物としての地位を確保した感があります。

栄養素としてはビタミンCとEが豊富に含まれていて、ビタミンB群もまんべんなく含まれています。

ビタミンEは抗酸化作用と血行促進、生体機能の調節といった効果があります。

さらに、ビタミンCと一緒にとることでその効果がさらにアップすることが知られています。

ですから、洋ナシは、細胞の老化の防止やシミ取りなどの効果が期待できる、究極のアンチエイジング果物だといえるでしょう。

・**八色《やいろ》スイカ（南魚沼市）、赤塚スイカ（新潟市）**

新潟県では砂丘地帯などを利用してスイカがたくさんつくられています。収穫量は全国5位（「令和元年産指定野菜（秋冬野菜等）及び指定野菜に準ずる野菜の作付面積、収穫量及び出荷量」農林水産省より）ですが、一世帯当たりの消費量は全国1位。

夏の新潟は果物屋さんでもスーパーでもスイカであふれます。夏はスイカがなければ始まらないといわれるくらいポピュラーな食べ物になっています。

主な産地とブランドとして南魚沼市の八色スイカ、新潟市の赤塚スイカなどがあります。

八色スイカは高原地のスイカなので最盛期は7月下旬から8月、赤塚スイカは砂丘地なので最盛期は早く、6月中旬から7月中旬となっています。

スイカには抗炎症作用があり、利尿作用もあります。

高血圧や心臓に効くほか、腎臓や膀胱炎などにもよい効果があるとされています。何より、水分が豊富で、夏の熱中症対策には、もってこいの果物といえるのではないでしょうか。

新潟県民は暑い夏を、このスイカと枝豆、そしてナス漬けをたくさん食べて乗り切るのです。

さて、ここまでいろいろな新潟の食材を紹介してきましたが、次からは、実践編。これまで紹介した食材を使った、レシピをご紹介します。

全部は無理かもしれませんが、どれか1つ、特に、つくり置きBest5のどれかは、日々の食事に、取り入れてみてください。

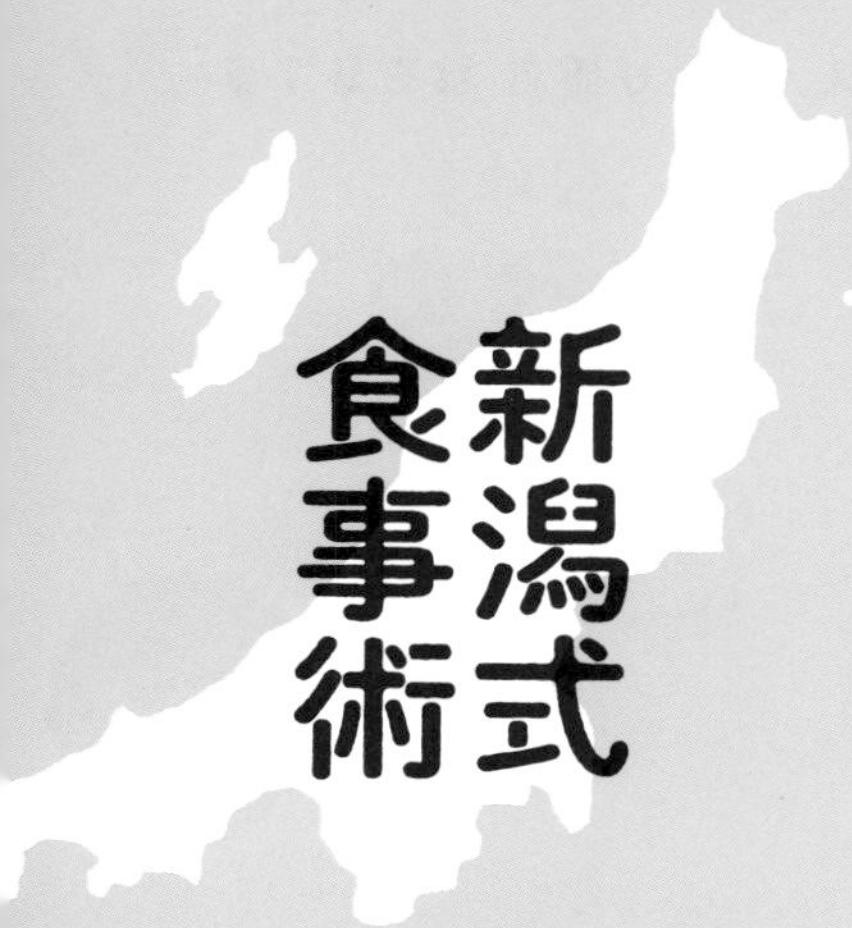

新潟式食事術

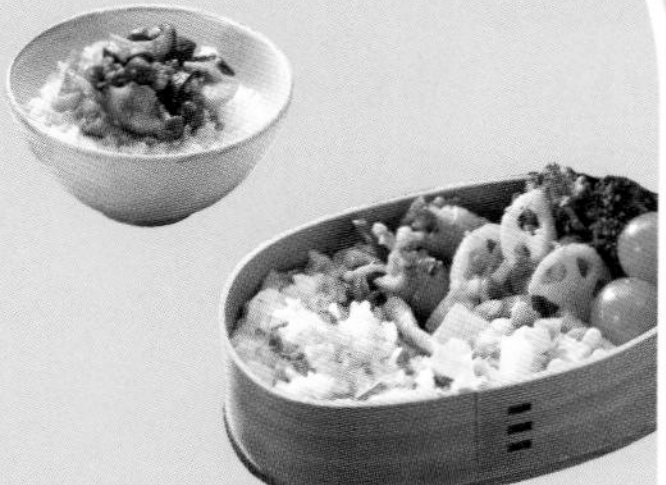

新潟式
長生きレシピ

これまで本書でオススメした食材を、毎日の献立にできるだけ加えられるように、今回、レシピを制作しました。いろいろなアレンジができるつくり置きのおかずや調味料、定食、お弁当など、バラエティー豊富。
ぜひ一度試してみてください。

計量単位は大さじ1＝15㎖、小さじ1＝５㎖です。／卵はMサイズを使用しています。／野菜のｇ数は可食部分量です。／電子レンジは500Wです。ただ、メーカーや機種によって異なりますので、様子を見ながら加減してください。また、加熱する際は、付属の説明書に従って、高温に耐えられる容器や皿を使用してください。／レシピの写真はイメージであり、付属の添えものは材料などに含まれていません。見た目の量などは、異なる場合があります。

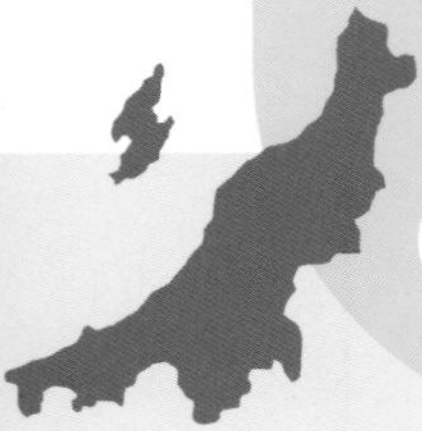

新潟式オススメつくり置き BEST5

1 食物繊維たっぷり！ 長生きのっぺの素

材料　5パック分

サトイモ…中5〜6個(200g)
ニンジン…中1本(100g)
レンコン…100g
タケノコ(水煮)…1/2パック(100g)
かまぼこ…4cm(50g)
鶏ささみ肉…100g
しいたけ…中4個(50g)
まいたけ…1/2パック(50g)
干し貝柱…5〜10個
だし汁…500mℓ
酒…大さじ2

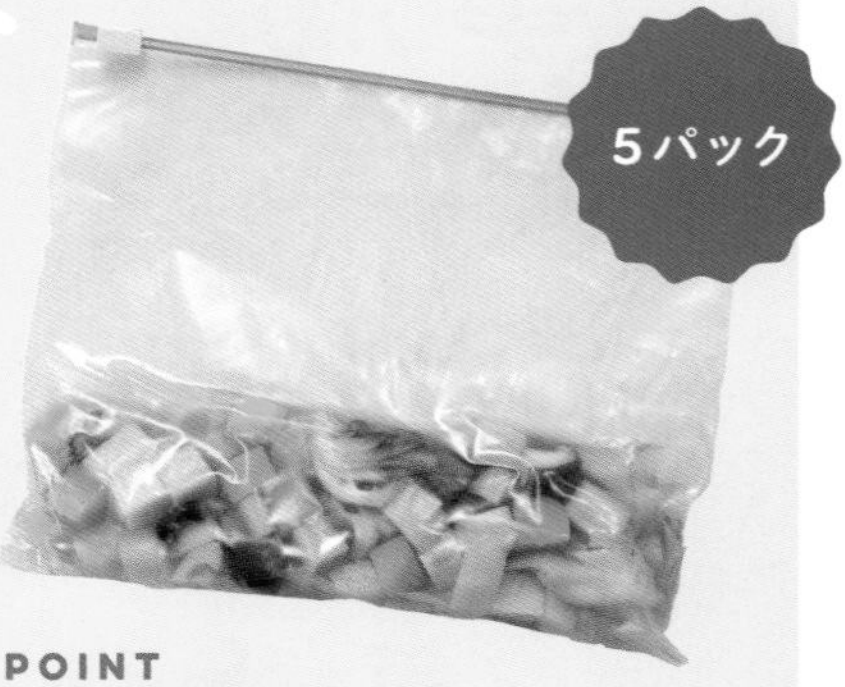

POINT

冷凍庫で保存したのっぺの素は、2〜3週間ぐらいもちます。ただし、一度解凍したものは、再冷凍せずに、すぐに食べきりましょう。

つくり方

1 食材はすべて、ひと口大で同じような大きさに切る（右下写真参照）。サトイモは皮をむき塩もみをし、ぬめりを取っておく。干し貝柱は、酒に30分漬ける。
2 だしとほぐした干し貝柱を酒ごと入れて、ひと煮立ちさせておく（耐熱容器に入れてレンジで1分加熱でもOK）。
3 サトイモ、ニンジン、レンコン、タケノコをやわらかくなるまでゆでる。
4 ささみ肉もしっかり中まで火が通るまでゆでる。
5 3、4としいたけ、まいたけ、かまぼこをフリーザーバッグ5枚に均等に入れ、2も均等に分けて入れる。
6 下の写真のように、口を開けて、粗熱をとる。
7 中の空気を抜きながら口を密閉し、冷凍庫で凍らせる。

1
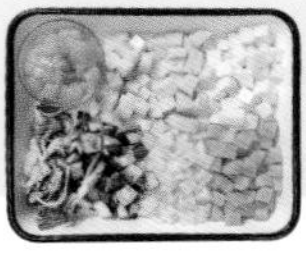

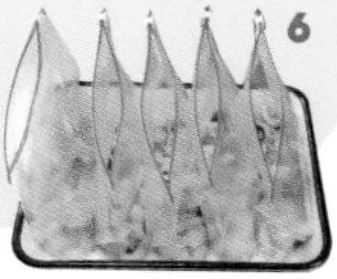
6

のっぺの素を使って10分でできる

毎日の整腸食！ お手軽のっぺ

週末でつくり置きしておけば、
忙しい日でも、のっぺで簡単に腸活できます！

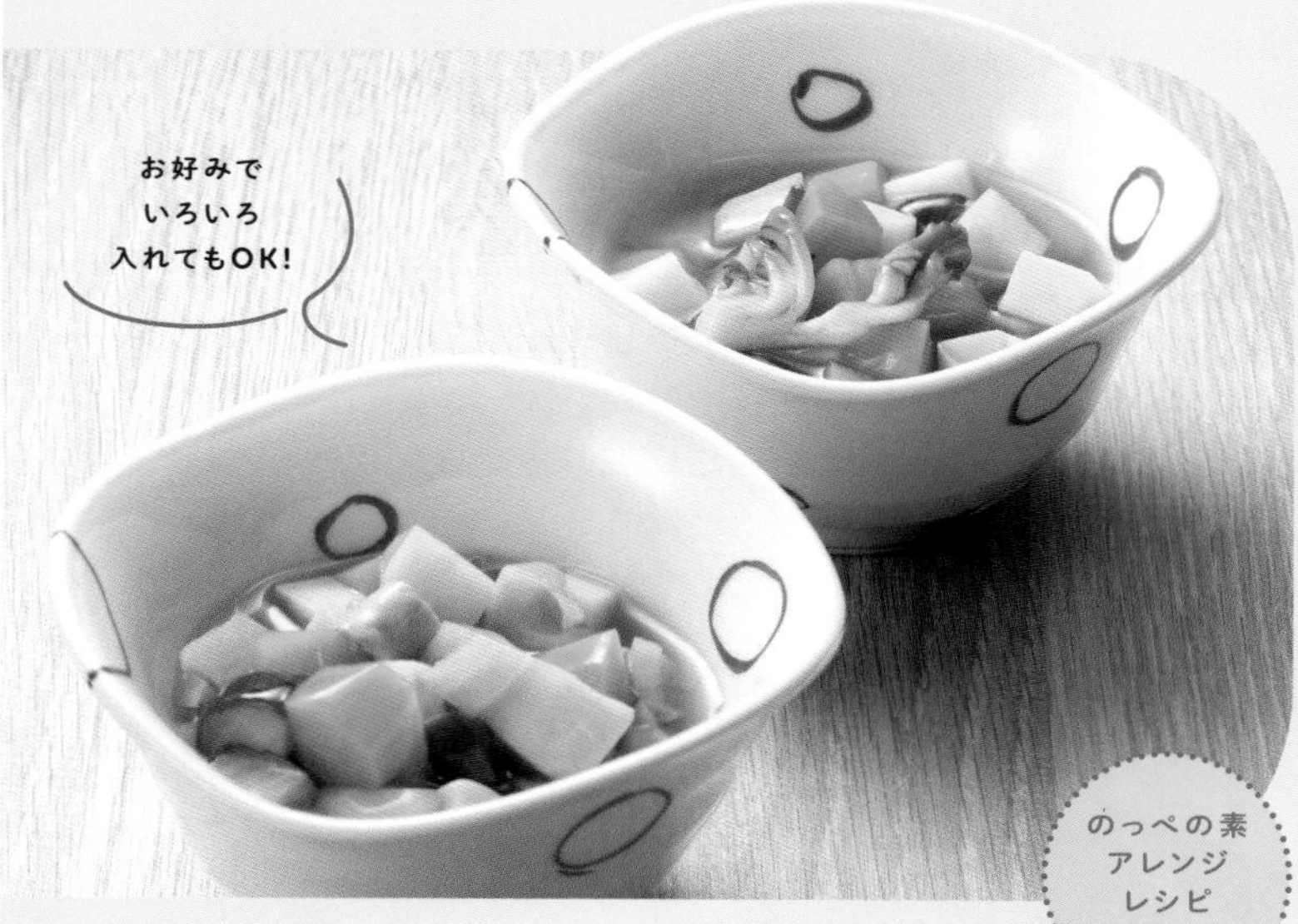

のっぺの素
アレンジ
レシピ
1

材料 2人分

のっぺの素…1パック
めんつゆ（3倍濃縮）
…大さじ1

つくり方

1 食べる前日に、のっぺの素1パックを冷蔵庫に入れる（当日であればパックごと流水で解凍できます）。
2 鍋にのっぺの素を入れ、めんつゆを入れる。
3 ひと煮立ちしたらできあがり。

腸活食の決定版

五十嵐流 最強のっぺ

材料 2人分

のっぺの素…1パック
白こんにゃく（黒でも）
…20g
銀杏（水煮）…6個（10g）
絹さや…4枚
めんつゆ（3倍濃縮）
…大さじ1
水溶き片栗粉
水小さじ1〜2に
片栗粉小さじ1を
溶いたもの…お好みで
鮭フレーク…適量

つくり方

1 食べる前日に、のっぺの素1パックを冷蔵庫に入れる（当日であればパックごと流水で解凍できます）。
2 白こんにゃくは1〜2cm程度の大きさになるよう手でちぎり、軽く湯通しする。絹さやは色よく塩ゆでしておく。
3 白こんにゃくとのっぺの素、銀杏を鍋に入れめんつゆを加えて、ひと煮立ちする。
4 一度火を止め、水溶き片栗粉を入れて、再度弱火でとろみがつくまで混ぜる。
5 4を器に盛り付け、最後に絹さやと鮭フレークを飾り付ける。

のっぺの素
アレンジ
レシピ
2

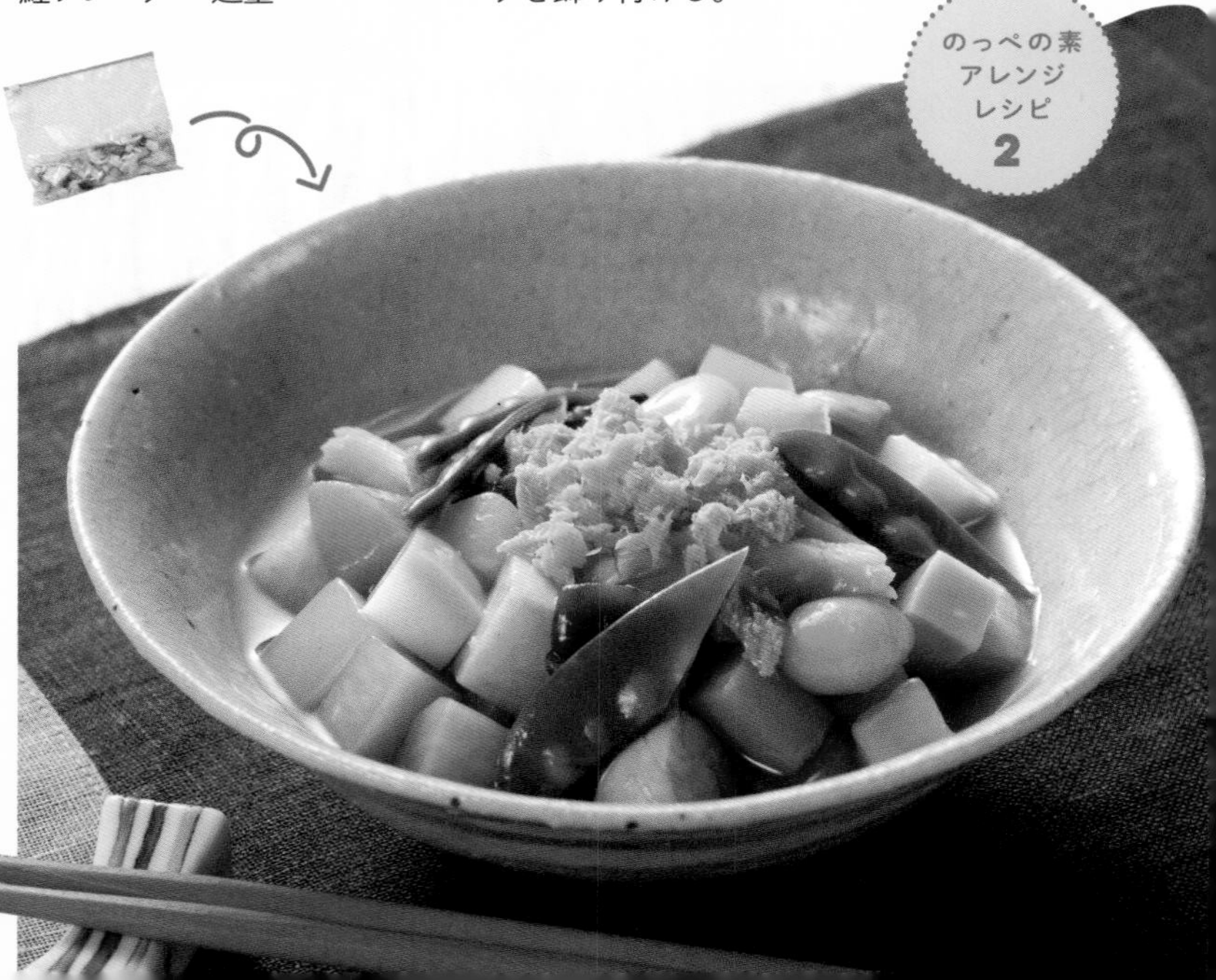

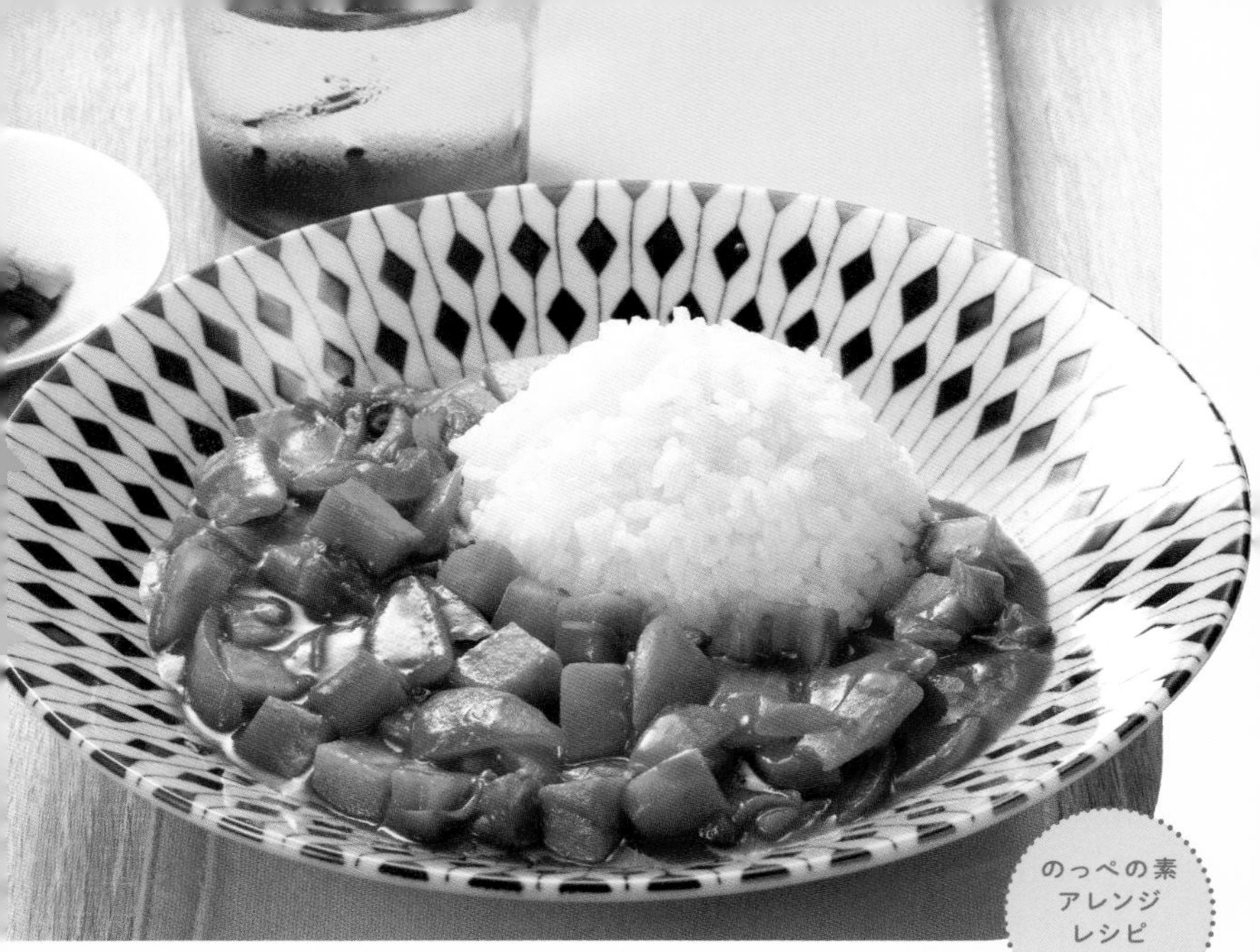

食欲増進！ 試食会で人気No.1

新潟のっぺ元気カレー

材料　2人分

ご飯…2膳
のっぺの素…1パック
玉ネギ…中1/2個(80g)
サラダ油…大さじ1
水…200㎖
市販カレールー…1片(20g)
(カレーフレークの場合
大さじ2程度)
めんつゆ(3倍濃縮)…小さじ2

つくり方

1 厚手の鍋にサラダ油をひき、くし切りにした玉ネギを入れて玉ネギがしんなりするまでよく炒める。
2 1に水と解凍したのっぺの素をいれ、しっかり煮る。
3 カレールーとめんつゆを入れてトロミがついたら、アツアツのご飯にかけてできあがり。

新感覚の洋風のっぺ

クリーミーのっぺグラタン

材料　**2人分**

のっぺの素…1パック
玉ネギ
…中1/4個（約30g）
バター…5g
塩コショウ…適宜
小麦粉…大さじ1/2
シチューミックス
…10g
牛乳…50mℓ
みそ…小さじ1/2
ピザ用チーズ…20g
パン粉、粉チーズ、
パセリ…適宜

つくり方

1 フライパンにバターを入れ、スライスした玉ネギを焦がさないように、しんなりするまで炒める。塩コショウして、小麦粉をまぶしてダマにならないようによくかき混ぜながら炒める。
2 玉ネギ全体に小麦粉がなじんだら、弱火で牛乳を少しずつ加え、ダマにならないようによく混ぜる。
3 **2**に火が通ったら、解凍したのっぺの素、シチューミックス、みそを加え、さらに弱火でトロミがつくまで加熱する。
4 耐熱皿に**3**を入れ、ピザ用チーズ、パン粉、粉チーズをのせ、200℃に設定したオーブントースターで5分程焼く。刻んだパセリを振りかける。

のっぺの素
アレンジ
レシピ
4

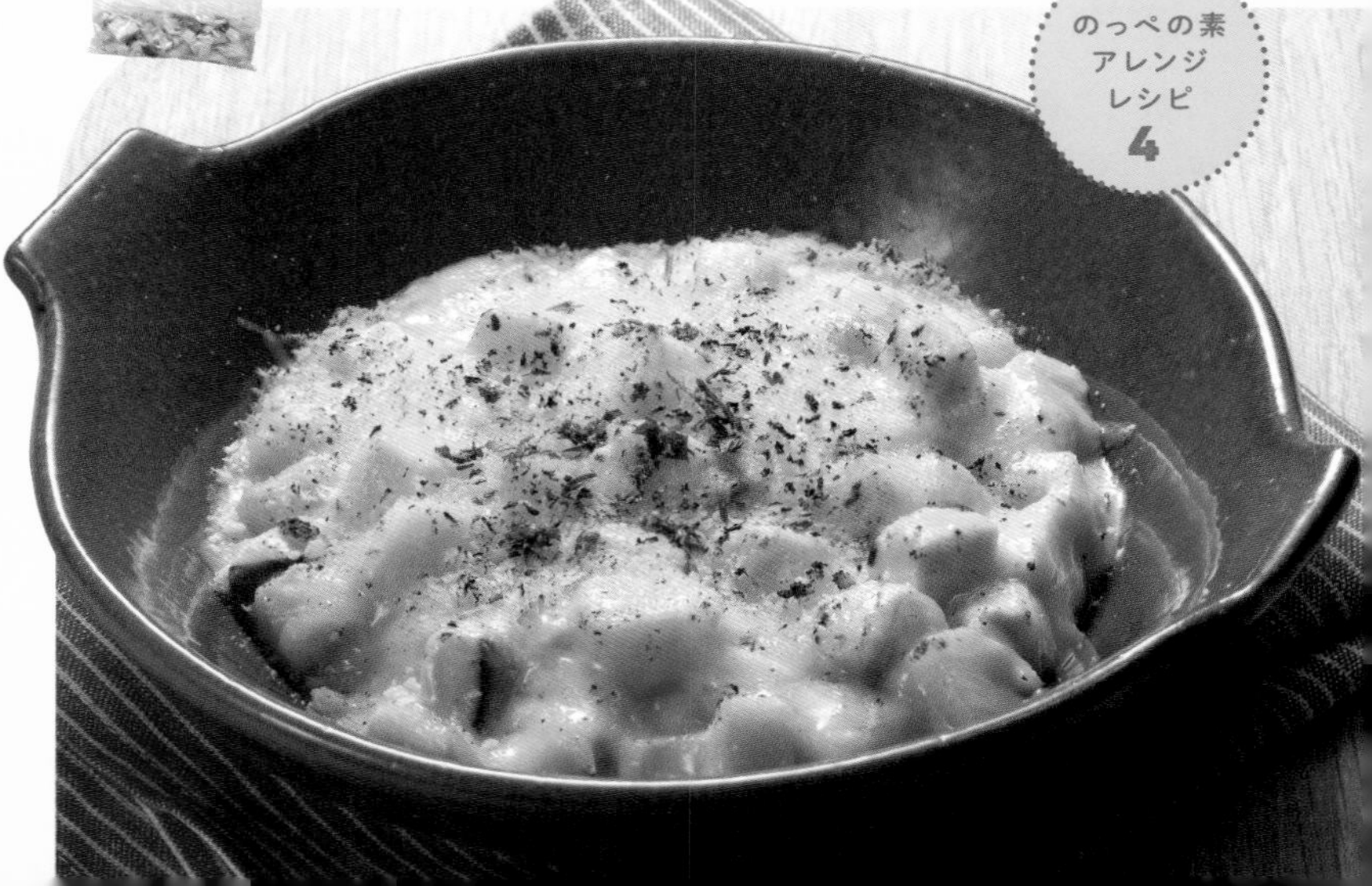

新潟式オススメつくり置き BEST5

2 Wの発酵効果で腸元気！新潟スープの素

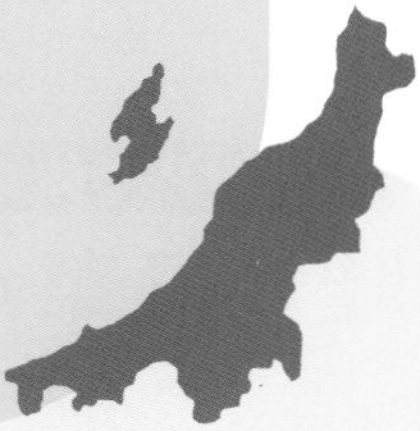

しっかり
密閉できる
容器で

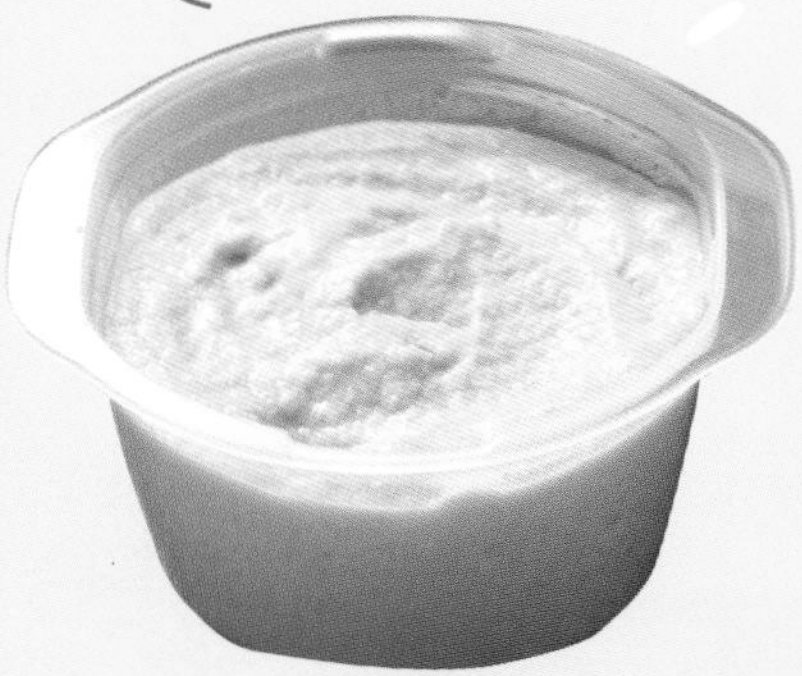

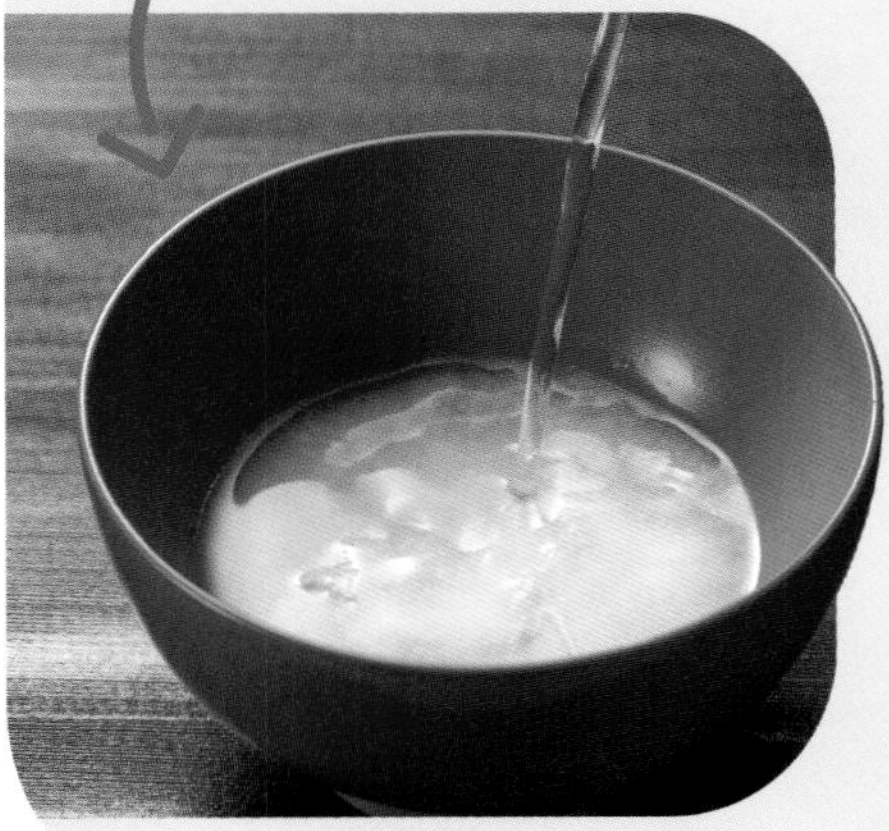

材料 5人分

みそ…60g
酒粕…100g
昆布茶…150㎖
（お湯150㎖に小さじ1杯）

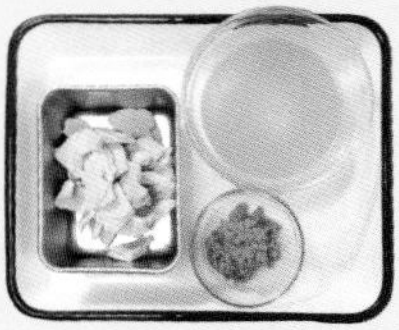

つくり方

1 材料をすべて鍋に入れ、弱火で溶けるまで混ぜる。
2 粗熱をとり、タッパーなどに入れる。

食べ方

お好みの具を入れ、スープの素大さじ4とお湯150㎖を入れればできあがり！

POINT

あまったスープの素は、必ず冷蔵庫で保存してください。保存期間は大よそ1か月です。
長期保存する際は冷凍してもOKです。

血流UPで体の奥から温まる

鮭と根菜のほっこり粕汁

材料 2人分

大根…60g
ニンジン…20g
ゴボウ…20g
鮭の水煮缶…40g
水…400〜500㎖
新潟スープの素
…約大さじ8（80〜100g位）

つくり方

1 水を入れた鍋で、大根、ニンジン、ゴボウはいちょう切りにし、やわらかくなるまで（竹串をゴボウに刺してスッと入るまで）煮る。
2 新潟スープの素を加え、よく混ぜる。
3 鮭の水煮缶は水気をきり、2に加え完成。

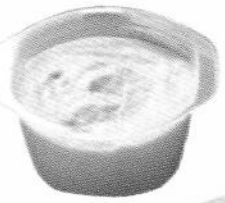

新潟スープの素アレンジレシピ 1

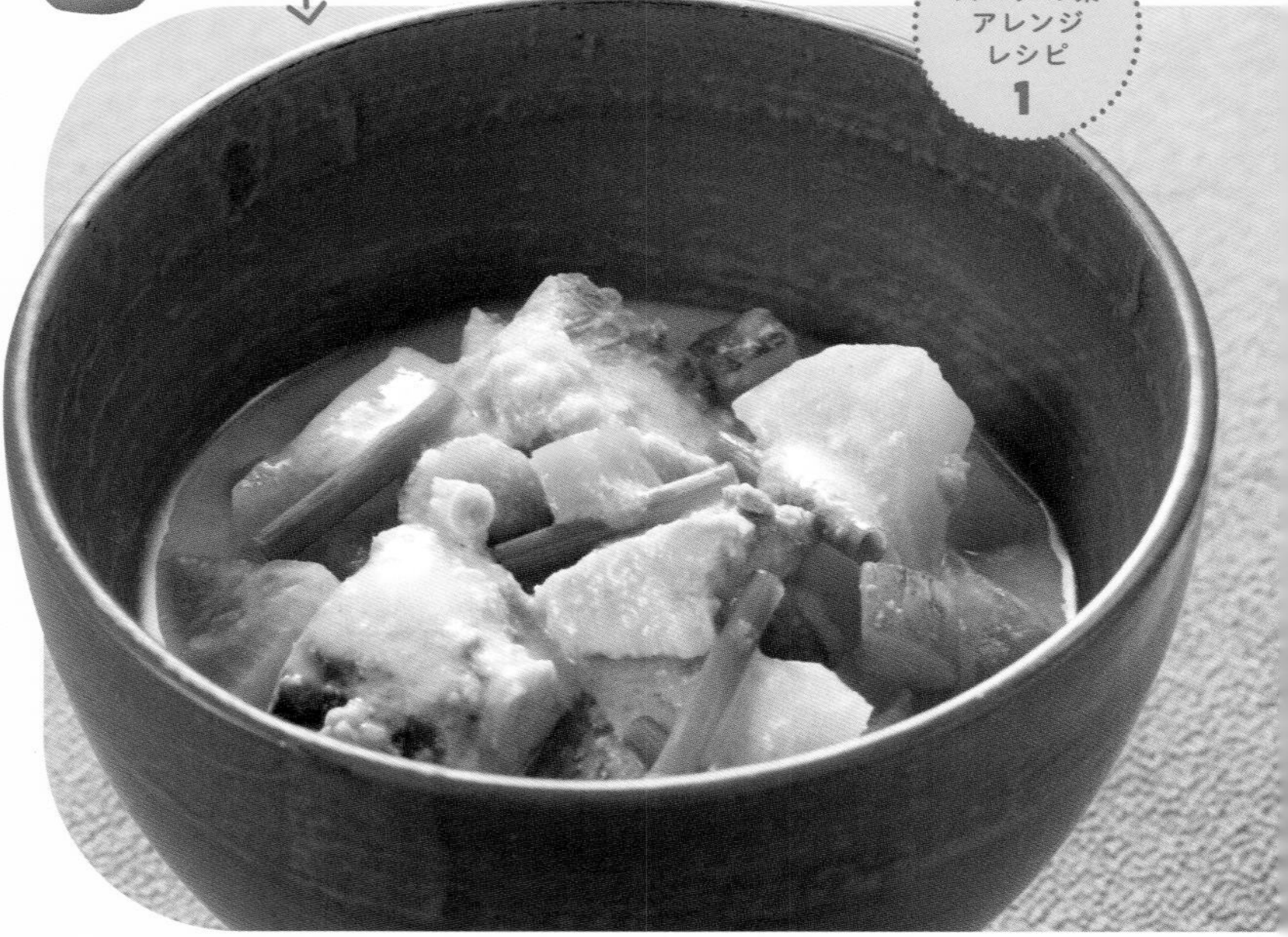

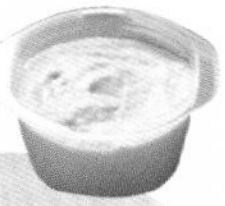

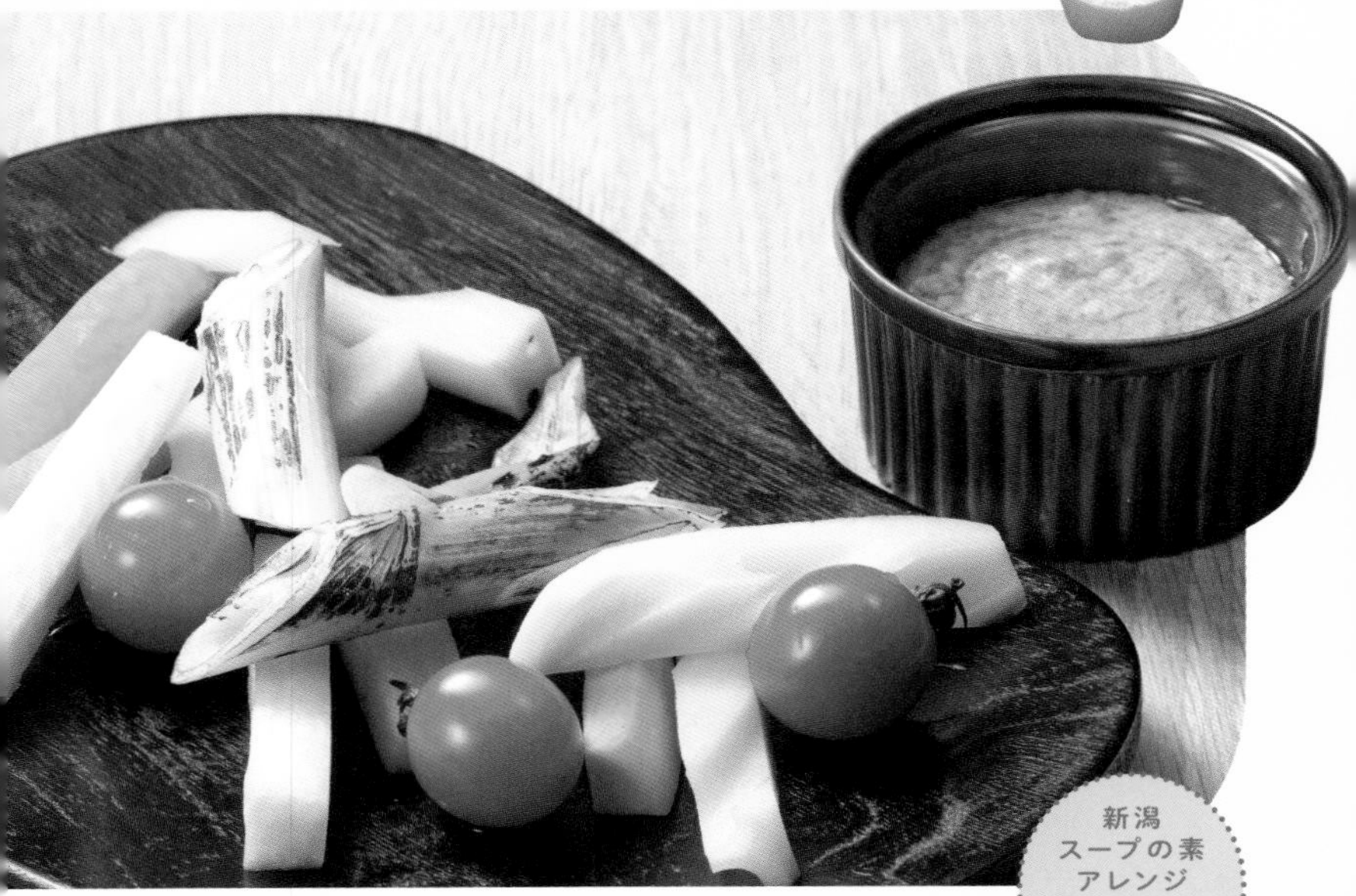

新潟
スープの素
アレンジ
レシピ
2

野菜がバクバク食べられる

Niigata風バーニャカウダ

材料　2人分

〈ソース〉
新潟スープの素…20g
すりおろしニンニク…4g
アンチョビペースト
…7g（2枚分位）
オリーブオイル…30㎖
塩…少々
★季節の野菜をお好みで
（焼きネギ・ニンジン・大根・
レンコン・ミニトマト・
ジャガイモ などおすすめです）

つくり方

1 ソースの材料をすべて混ぜ合わせ、加熱する。
2 野菜（ジャガイモ、レンコンはゆでる）はすべて食べやすい大きさにカットしておく。
3 野菜を皿に盛り付け、ソースを添えたらできあがり。

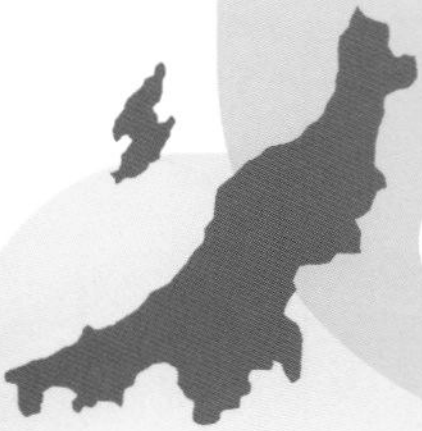

新潟式オススメつくり置き BEST5

3 体を丈夫に！ 新潟ご飯の素

たっぷりつくって
いろんなメニューに
アレンジ！

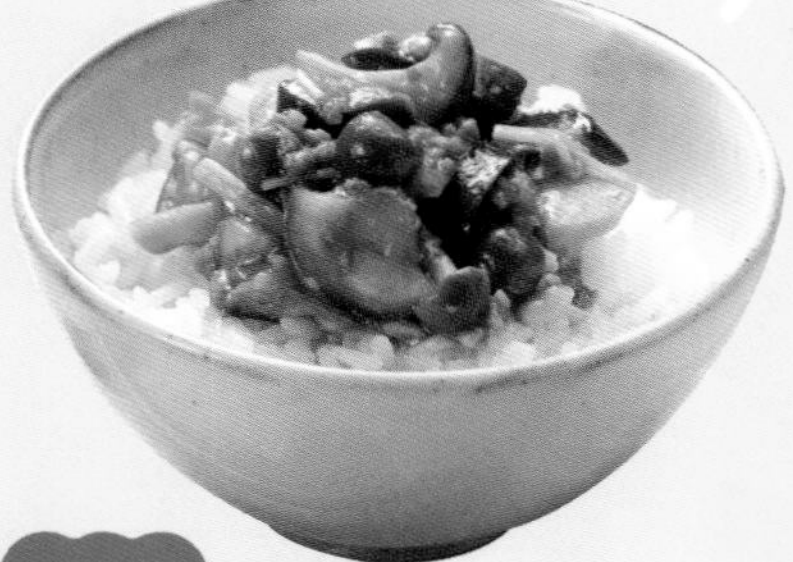

材料 5人分

ナス…250g
豚ひき肉…100g
エリンギ…40g
しめじ…30g
えのき…30g
サラダ油…適宜
砂糖…大さじ1.5
みりん…大さじ1.5
しょう油…大さじ2
酒…大さじ1.5
はちみつ…大さじ1/2
水溶き片栗粉
…水小さじ1～2に、
片栗粉小さじ1を溶いたもの
豆板醤（またはかんずり）
…小さじ1/2（お好みで増減）

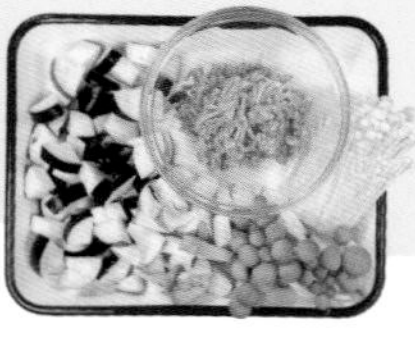

つくり方

1 ナスは縦に4等分した後、2㎝幅程度に切り、水に10分漬けてあくを抜く。きのこ類は2～3㎝幅に切る。
2 フライパンにサラダ油をひき、豚肉を炒め、豚肉に火か通ったら、きのこをすべて入れてしんなりするまでよく炒め、ナスを加えてさっと炒める。
3 豆板醤《トウバンジャン》以外の調味料をすべて混ぜ合わせ、水溶き片栗粉を加えて、**2** にからめる。
4 最後に豆板醤を加えて味を調える。

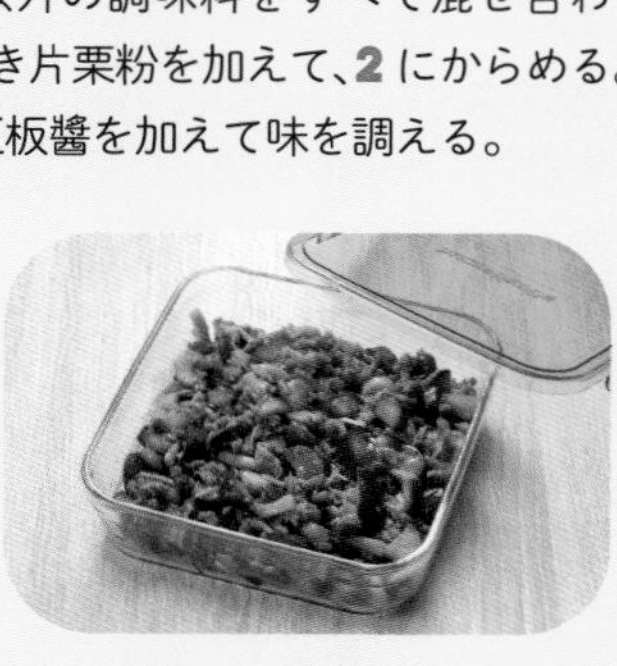

POINT
あまったらタッパーに入れて、冷蔵庫に保存。5日以内に食べてください。冷凍保存も可能です。

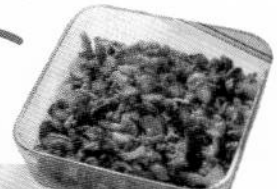

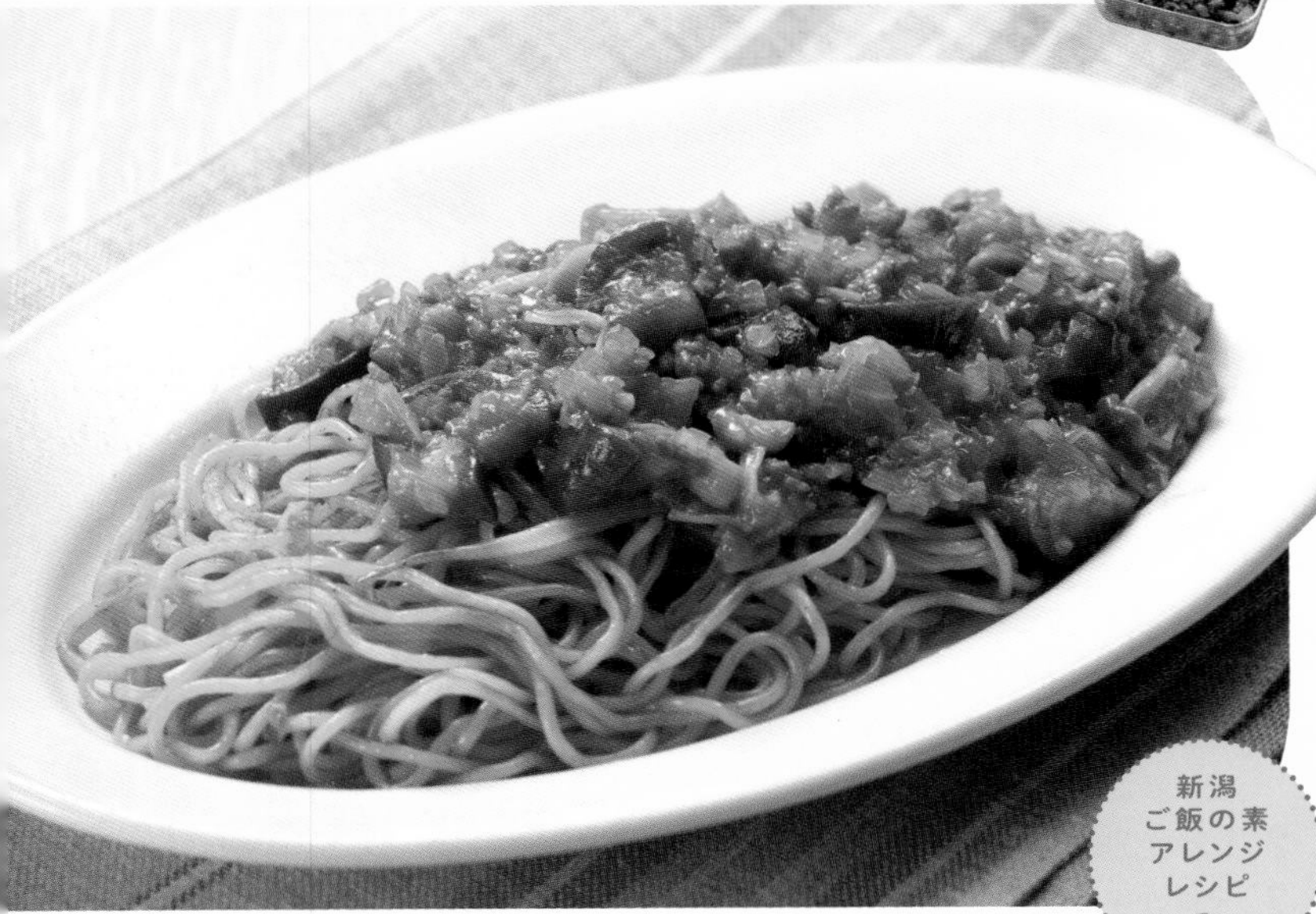

新潟ご飯の素アレンジレシピ 1

新潟名物のB級グルメが健康食に大変身

ナスたっぷりヘルシーイタリアン

材料 2人分

焼きそば麺…2人前
もやし…60g
サラダ油…適宜
焼きそばソース…大さじ3
新潟ご飯の素…240g
玉ネギ…中1個(160g)
オリーブオイル…適宜
水…大さじ4
トマトケチャップ…大さじ3
ウスターソース…大さじ1/2
コショウ…少々

つくり方

1 フライパンにサラダ油をひき、もやしをサッと炒める。麺、ほぐし水(分量外)、焼きそばソースを加え、炒める。
2 別のフライパンにオリーブオイルをひいて、みじん切りにした玉ネギをよく炒める。
3 2に新潟ご飯の素と水、ケチャップ、ウスターソースを加え、弱火で加熱し、コショウで味を調える。
4 1をお皿に盛り付け、その上から3をかけ、できあがり。

ナス&きのこたっぷり

かんたんナス春巻き

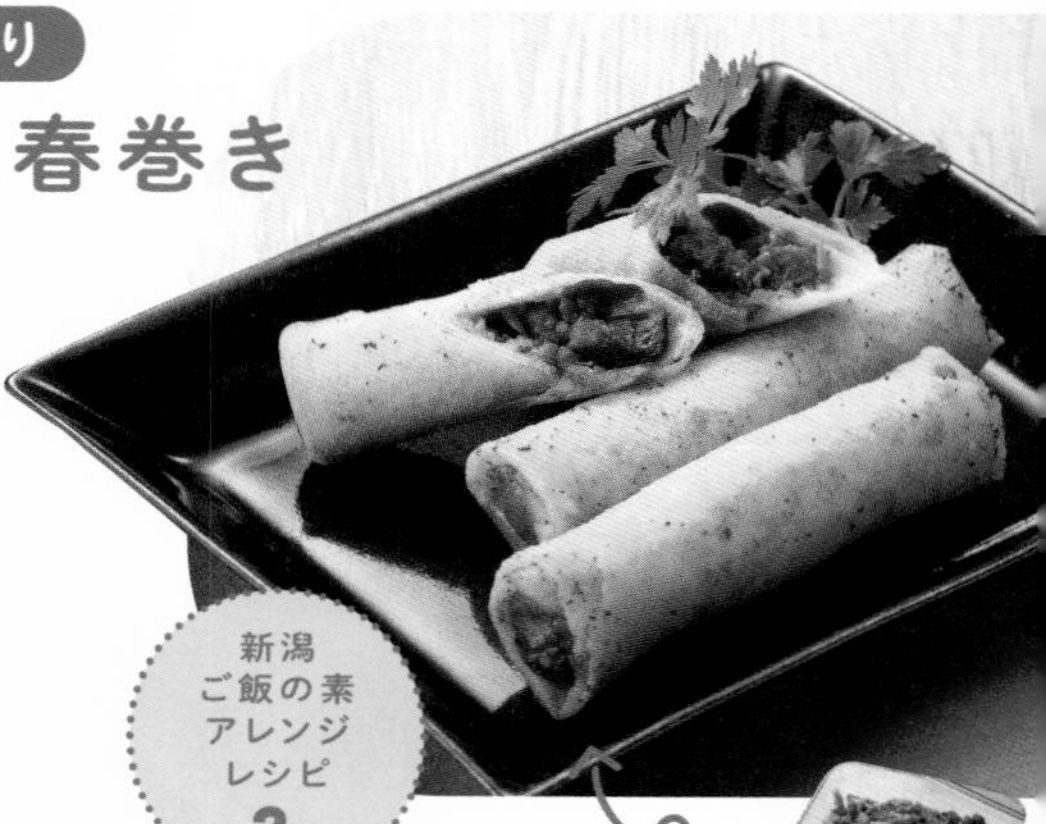

新潟
ご飯の素
アレンジ
レシピ
2

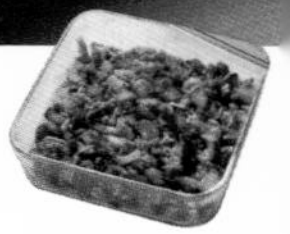

材料　**2人分**

新潟ご飯の素…80g
春巻きの皮…2枚
大葉…2枚
サラダ油…大さじ2

つくり方

1 春巻きの皮に大葉をひき、その上に新潟ご飯の素をのせ、包む。
2 **1**を170°Cの揚げ油にいれる。
3 全体がキツネ色になったらできあがり。
4 お好みで、からしを添えたり、包む前に新潟ご飯の素にごま油をお好みで加えてもOK。

お手軽にできる満腹おかず

ナスときのこの厚揚げサンド

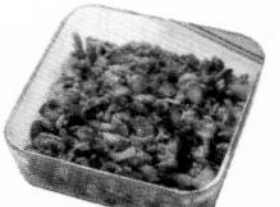

新潟
ご飯の素
アレンジ
レシピ
3

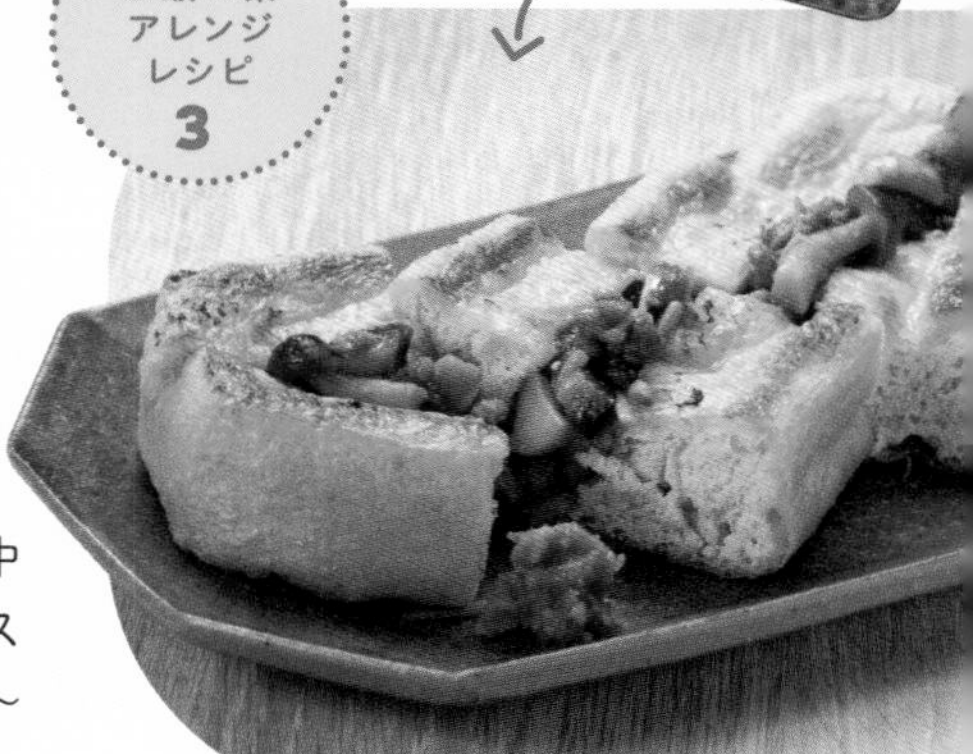

材料　**2〜3人分**

厚揚げ（栃尾油揚げ）…1枚
新潟ご飯の素…30〜40g

つくり方

1 厚揚げに切り目を入れ、その中に新潟ご飯の素を入れてトースターで焼き色がつく程度（3〜5分程度）焼く。

新潟式オススメつくり置き BEST5

4

つけるだけで健康増進 新潟万能だれ

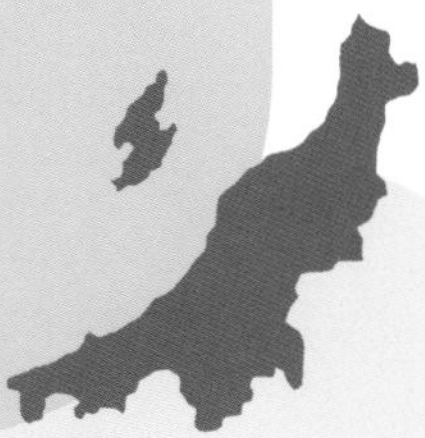

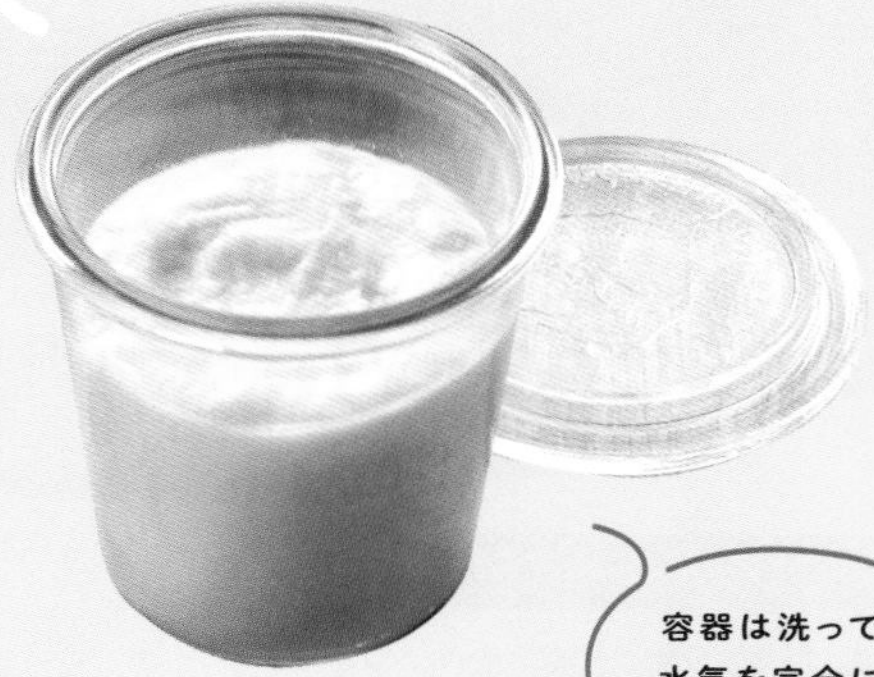

材料

酒粕…100g
水…100㎖
はちみつ
　…大さじ2
塩…少々

つくり方

1 材料をすべて、鍋に入れて弱火にかけ、酒粕が溶けるまで混ぜる。
2 粗熱がとれたら、密閉容器に入れて保存。

容器は洗って水気を完全にふきとってから使いましょう！

POINT
冷蔵庫で保存してください。2週間程度で使い切りましょう。長期保存する際は冷凍してもOKです。

肉料理にも、魚料理にも調味料としても！

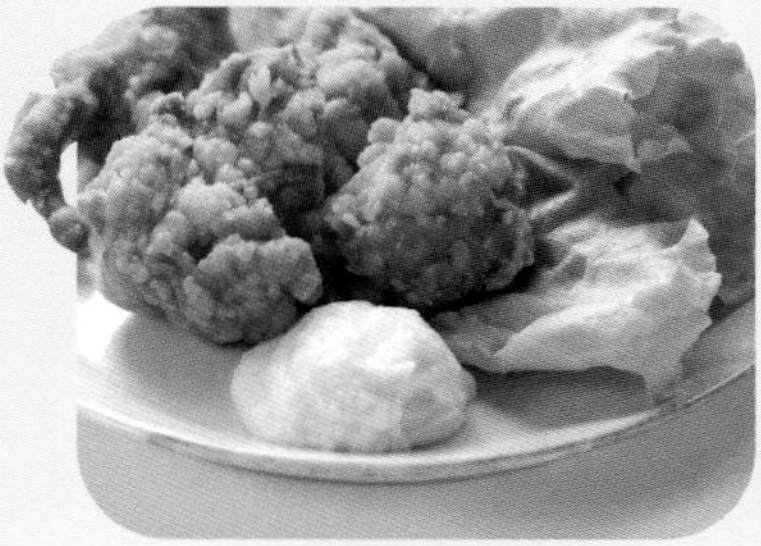

鶏のから揚げなど、
揚げものもさっぱり食べられる

サーモン・カツオなど味がしっかりした魚のお刺身にも

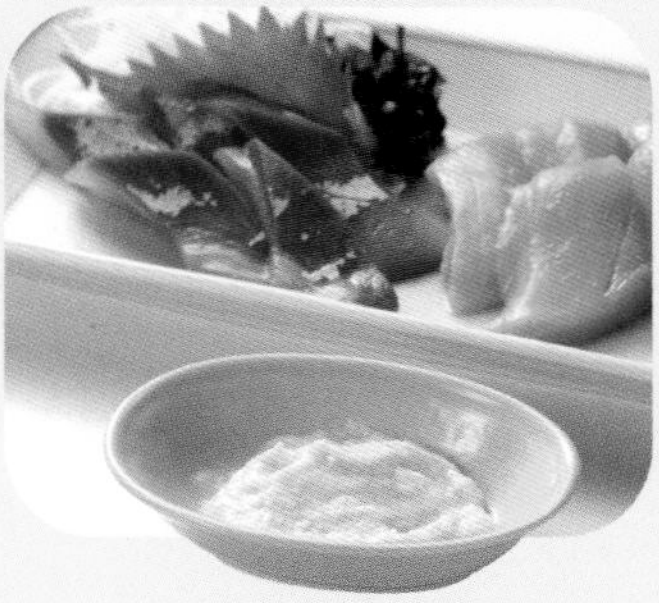

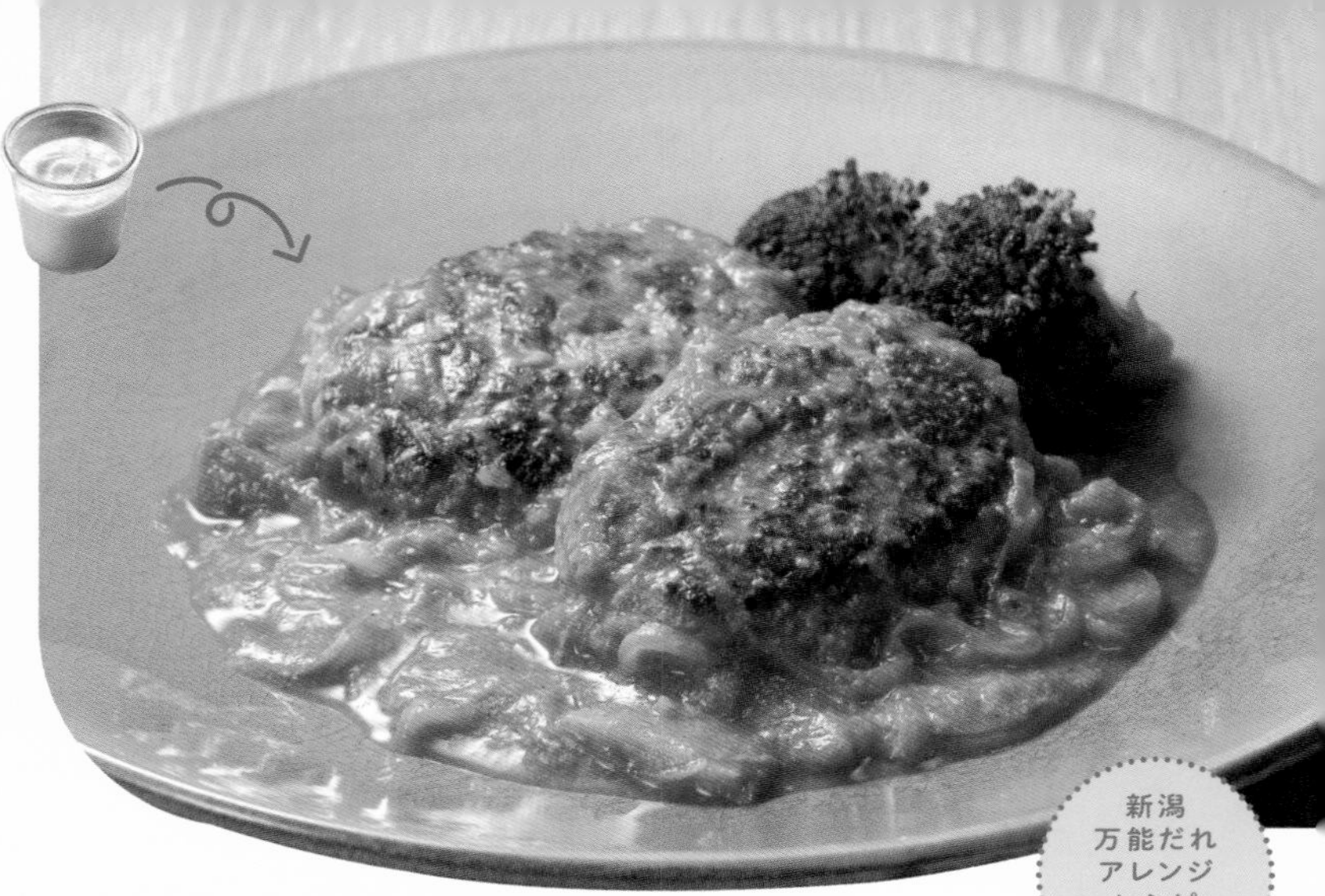

新潟
万能だれ
アレンジ
レシピ
1

ブタミンチャージ!

ふわとろ酒粕ハンバーグ

材料 5人分

〈ハンバーグ〉
豚ひき肉
…300g
パン粉…20g
レンコン
…40g
玉ネギ…中1/2個
(80g)
新潟万能だれ
…大さじ2
牛乳…80mℓ
塩…小さじ3/4
黒コショウ…少々
サラダ油
…小さじ1

〈ソース〉
玉ネギ…中3/4個
(120g)
サラダ油
…小さじ2
トマト缶…300g
水…150mℓ
新潟万能だれ
…大さじ4
中濃ソース
…大さじ1.5
塩…少々

つくり方

1 パン粉に新潟万能だれと牛乳を混ぜてしっとりさせておく。
2 玉ネギとレンコンはみじん切りにし、軽く炒め、冷ましておく。
3 ボールにひき肉と**1**、**2**、塩、コショウを入れてよくこね、楕円形に形成しておく。
4 フライパンにサラダ油をひいて、**3** の両面を焼く。
5 ソースをつくる。玉ネギは薄切りにして油で炒めておく。ソースのすべての材料を加えて、沸騰させる。
6 **4** のハンバーグを **5** の鍋に加えて弱めの中火で10〜20分煮込んでできあがり。

サトイモと酢のWで腸を整える

サトイモのピリ辛ピクルス

材料 2人分

サトイモ…中5〜6個(200g)
ピクルス液
…前のページのピクルス液
(ピクルス液の鷹の爪を、かんずり小さじ1/2に変えるのがオススメ)

POINT
かんずりは、上越の特産の辛味調味料です。全国のスーパーにも並びはじめているようです。見つからない場合は、新潟の物産展やネットショップなどで探してみてください。

つくり方

1 ピクルス液の材料をすべてまぜて軽くひと煮立ちさせ、冷ます。
2 サトイモを5㎜幅の半月に切って、サトイモを竹串が通るまでゆがく(少しかためがおいしい)。
3 **2**をざるにあけ、粗熱をとったら容器に入れ、具材が浸かるくらいの**1**を注ぎ、ひと晩漬ける。

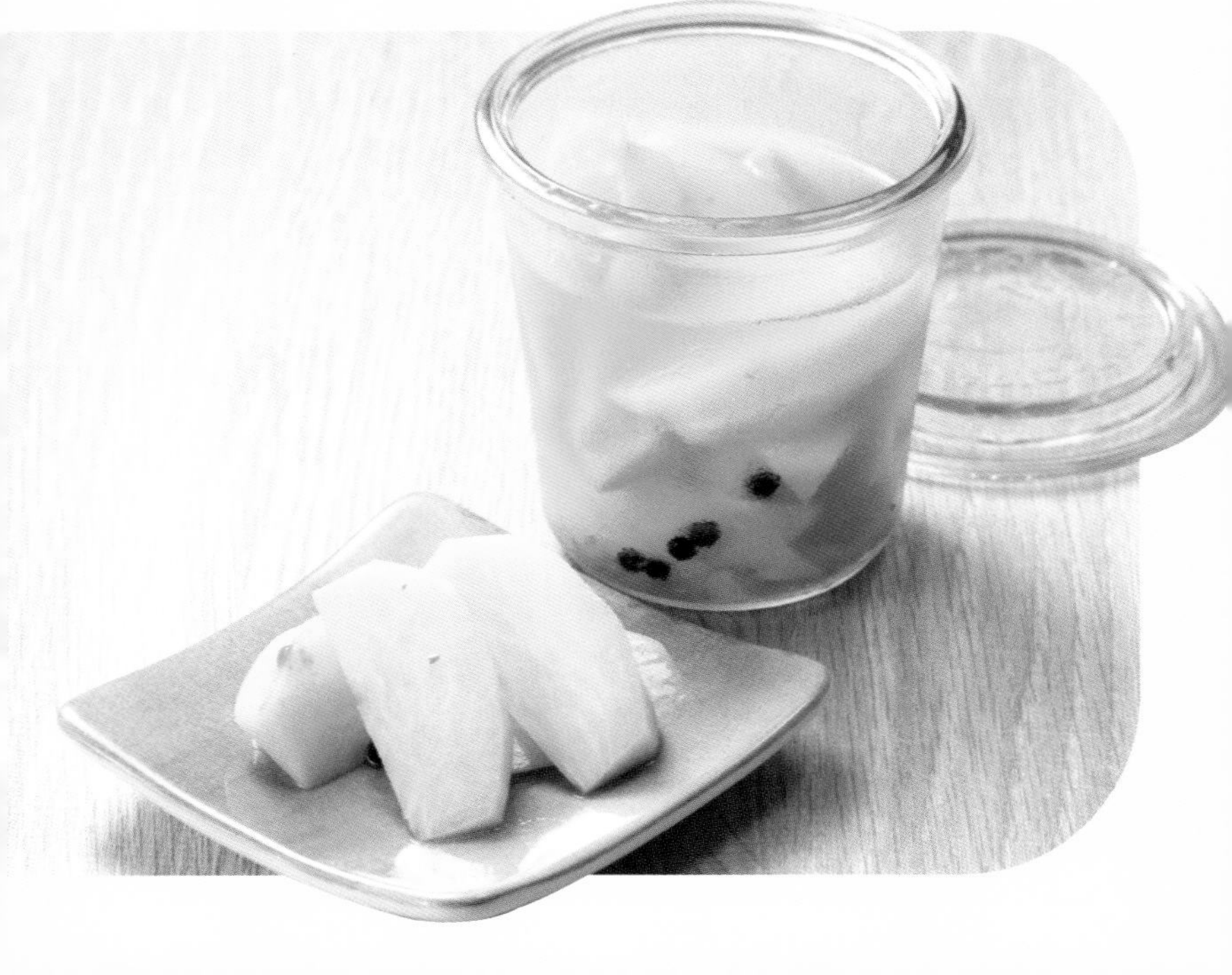

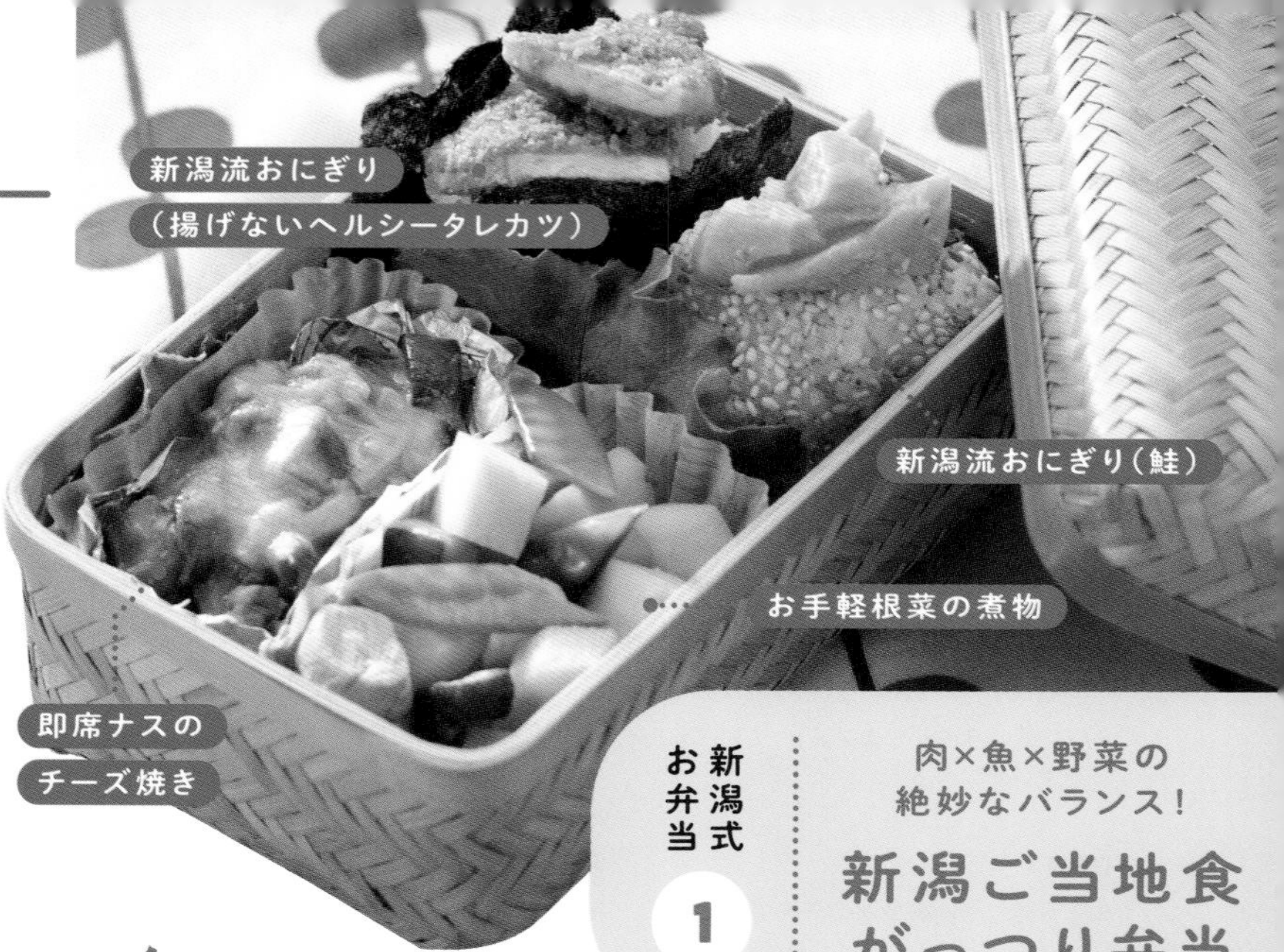
新潟流おにぎり
（揚げないヘルシータレカツ）
新潟流おにぎり（鮭）
お手軽根菜の煮物
即席ナスの
チーズ焼き

新潟式お弁当 1

肉×魚×野菜の
絶妙なバランス！

新潟ご当地食がっつり弁当

お手軽根菜の煮物

材料 2人分

のっぺの素（P130参照）
…1パック
めんつゆ…大さじ1
絹さや…4枚

つくり方

1 食べる前日に、のっぺの素1パックを冷蔵庫に入れる（当日であればパックごと流水で解凍できます）。
2 鍋にのっぺの素を入れ、めんつゆを入れる
3 ひと煮立ちしたら、色よくゆでて、斜めに切った絹さやを加えてできあがり。

即席ナスのチーズ焼き

材料 2人分

新潟ご飯の素
（P138参照）…100g
ピザ用チーズ…20g

つくり方

ホイルカップに新潟ご飯の素を入れ、チーズをのせてトースターで焼く（チーズが溶ける程度2〜3分）。

新潟流おにぎり（揚げないヘルシータレカツ）

材料 おにぎり1個分

ご飯…1/2膳程度
豚ヒレ肉…30g
塩コショウ…適宜
天ぷら粉…大さじ1
水…大さじ1
パン粉…適量
サラダ油…適量
のり…適量
〈たれ〉
しょう油…大さじ1/2
みりん…小さじ1
料理酒…小さじ1/2
砂糖…小さじ1

つくり方

1 ヒレ肉は少したたいて薄くし、塩コショウをふって下処理をする。
2 フライパンにパン粉を入れ、中火でキツネ色になるまで乾煎《からい》りしておく。
3 天ぷら粉を水で溶いたものに、**1**をつけ、**2**のパン粉を全体にまぶす。
4 たれはすべての調味料を混ぜて、砂糖が溶けるまで火にかけておく。
5 フライパンにサラダ油をひき、弱火で**3**を加熱する。
6 ヒレ肉に火が通ったら、**4**のたれにくぐらせる。
7 **6**を食べやすい大きさに切り、炊いたご飯の中心に入れ、お好みの形に握って、のりを巻いたらできあがり（具材は写真のように上にのっけてもOK）。

新潟流おにぎり（鮭）

材料 おにぎり1個分

ご飯…1/2膳程度
鮭…1/4切れ
塩…適量
白ごま…適量

つくり方

1 鮭の皮と骨を取り除き、塩をふって焼く。
2 **1**を炊いたご飯の中心に入れ、お好みの形に握って、白ごまを表面にまぶしてできあがり（具材は写真のように上にのっけてもOK）。

新潟式お弁当 2

弱った内臓を元気にする

食物繊維もりもり弁当

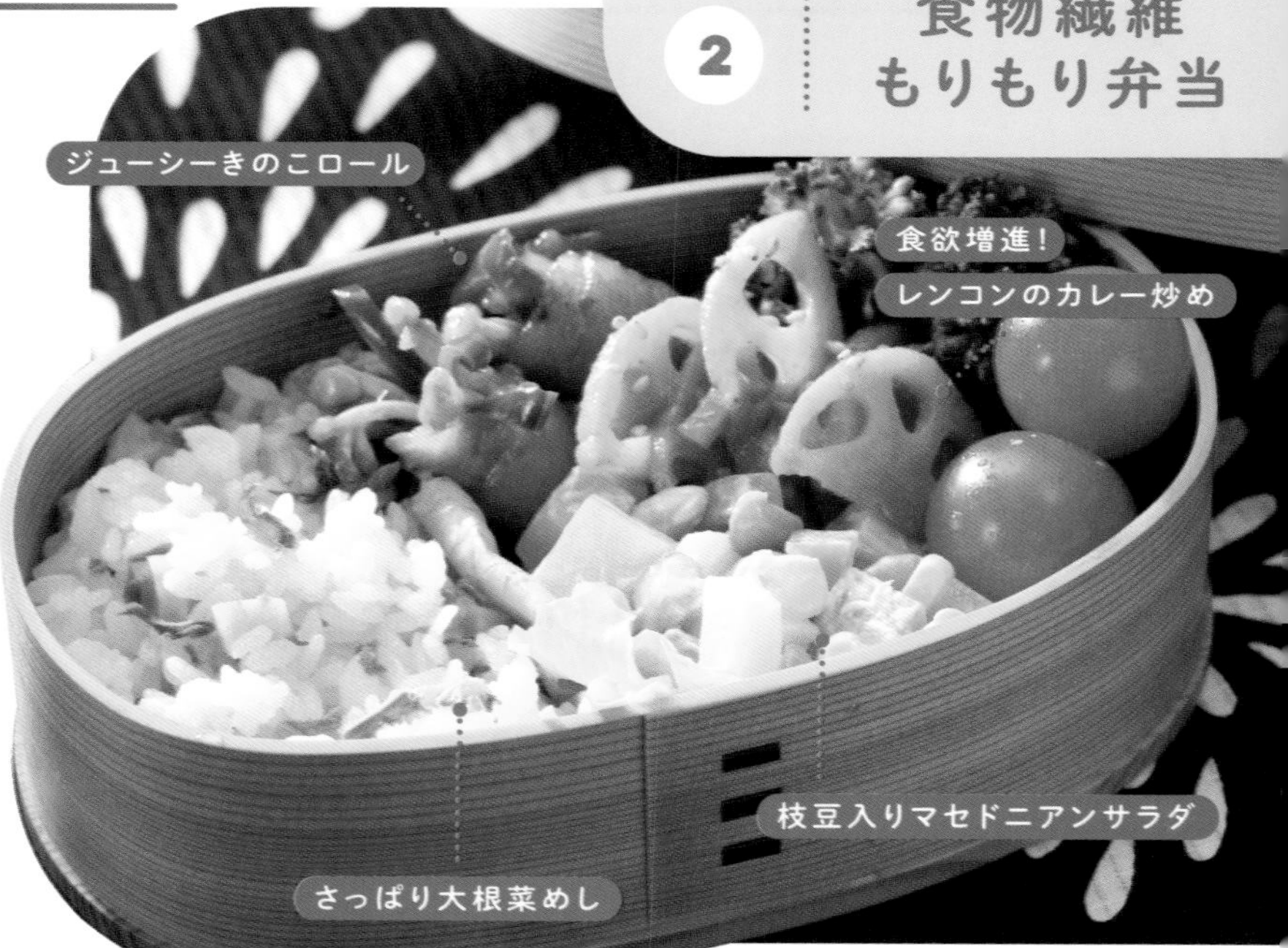

ジューシーきのこロール
食欲増進!
レンコンのカレー炒め
枝豆入りマセドニアンサラダ
さっぱり大根菜めし

1日に必要な野菜の量の2/3が詰まっています

さっぱり大根菜めし

材料　5人分

米…2.5合
水…430mℓ
だし昆布
　…10cm角×2枚
酒…大さじ1・1/3
塩…小さじ2/3
大根葉…70g

つくり方

1 だし昆布は固く絞った布でふいて、10cm角に切る。
2 といだ米に分量の水と1のだし昆布と酒・塩を加えて炊く。
3 大根の葉は粗く刻んで塩少々（分量外）をふり、もんでしんなりしたら、しっかりしぼる。
4 炊きあがった2に3を混ぜ込む。

ジューシーきのこロール

材料　2人分

豚ロース肉
…4枚（薄切り）
えのき…40g
ピーマン
…1/2個（20g）
サラダ油…大さじ1/2
すりおろしニンニク
…小さじ1/2
しょう油…大さじ1
みりん…大さじ1
砂糖…小さじ1

つくり方

1 豚肉でえのき、スライスしたピーマンを巻いて、サラダ油をひいたフライパンで焼く。
2 合わせた調味料を加えて全体にからめる。

枝豆入りマセドニアンサラダ

材料　2人分

枝豆…20g
ジャガイモ…中1個(80g)
ニンジン…30g
コーン…15g
マヨネーズ…大さじ1
塩コショウ…適宜

つくり方

1 ジャガイモ、ニンジンは1cm角に切り竹串が通るまでゆでる。
2 1に塩ゆでした枝豆の豆、コーンを加えてマヨネーズであえ、塩コショウで味を調える。

食欲増進！ レンコンのカレー炒め

材料　2人分

レンコン…150g
サラダ油…適宜
砂糖・しょう油・酒・
みりん…各大さじ1
カレー粉…適宜

つくり方

1 レンコンは薄切りにして、水に10分さらす。
2 レンコンが透き通るまで炒める。
3 調味料をすべて入れ、水分がなくなるまで炒める。

新潟式定食 1

1日のはじまりは
栄養たっぷり朝食で！

新潟流
鮭の健康朝定食

朝食はコレ！
体を元気に
起こす！

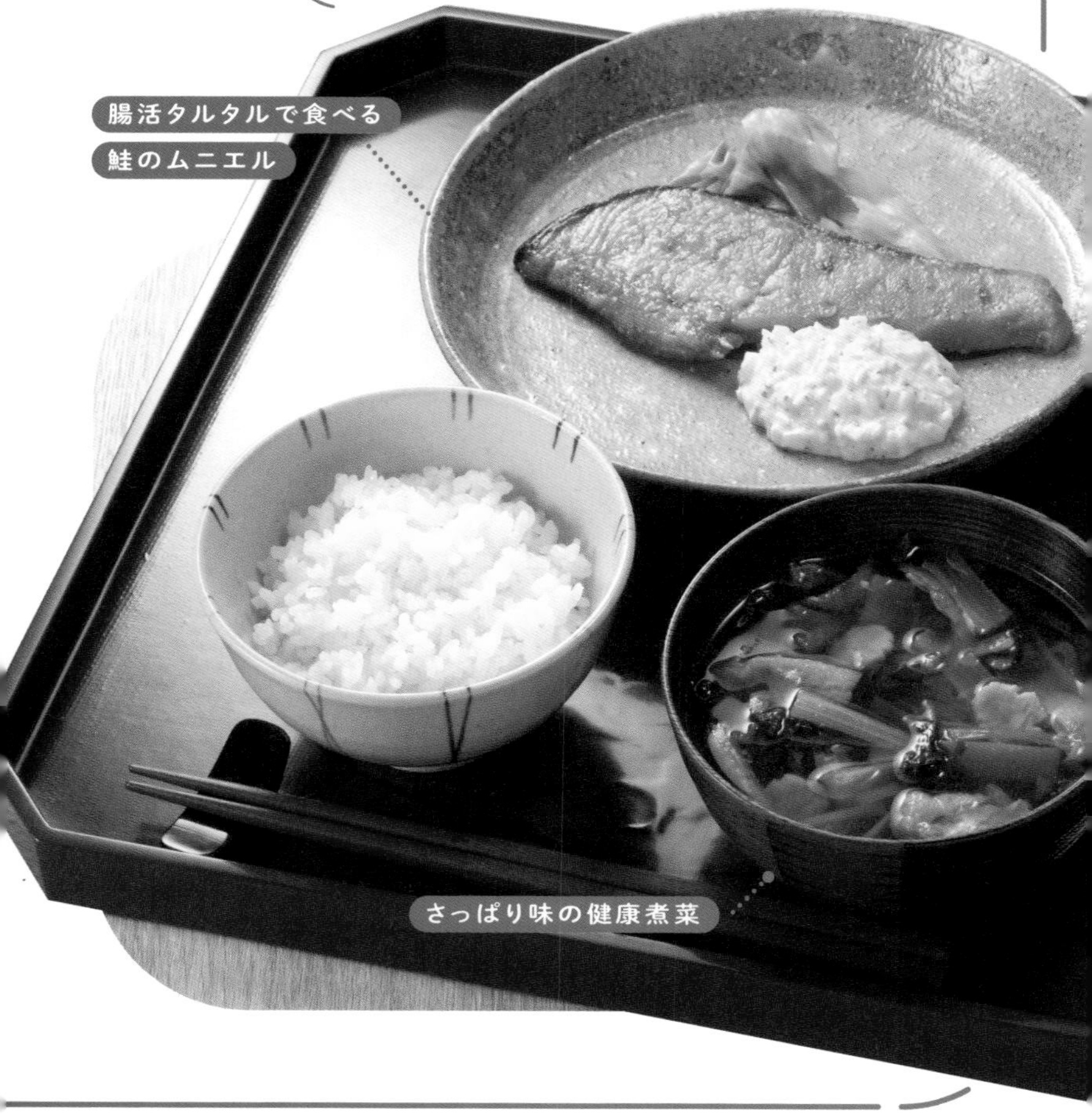
腸活タルタルで食べる
鮭のムニエル
さっぱり味の健康煮菜

腸活タルタルで食べる鮭のムニエル

材料　2人分

鮭切り身…2切れ
塩コショウ…適宜
小麦粉…大さじ1・1/2
バター…大さじ1
〈タルタル〉
新潟万能だれ…5g
マヨネーズ…15g
玉ネギ…15g
ゆで卵…1/2個分
パセリ…適宜

つくり方

1 鮭はペーパーで水気をふきとり、塩コショウをふりかけておく。
2 小麦粉を鮭の両面にまぶし、バターで焼く。
3 タルタルソースを作る。
かためにゆでたゆで卵を、細かく刻む。玉ネギはみじん切りにし、水にさらして水気をよくきる。
4 すべての材料を混ぜ合わせる。

さっぱり味の健康煮《に》菜《な》

材料　2人分

打ち豆（もしくは大豆水煮）
…10g
油揚げ…10g
小松菜…大2株（160g）
ニンジン…30g
だし汁…200㎖
砂糖…大さじ1/2
しょう油…小さじ1
酒…小さじ1
みりん…小さじ1
みそ…小さじ2

つくり方

1 小松菜は3㎝幅に、ニンジンは短冊切り、油揚げは油抜きをして適度な大きさに切っておく。
2 1の材料を鍋に入れ、だし汁を加えて煮る。ニンジンがやわらかくなったら、そのほかの調味料と打ち豆を入れて煮込む。

POINT

新潟では、小松菜ではなく、菜っ葉の漬物を煮て食べる家庭も。そのときは、しょう油の量を半分に減らしましょう。長岡ではご当地野菜体菜（たいな）の塩漬けで、よく食べられています。

雪下ニンジンの爽やかマリネ

材料 2人分

雪下ニンジン
（なければ普通のニンジン）
…60g
〈マリネ液〉
酢…大さじ2
砂糖…大さじ2
オリーブオイル…大さじ2
塩…小さじ1/2
レモン果汁…大さじ1
粒マスタード…小さじ1

つくり方

1 ニンジンはピーラーカットしておく。
2 マリネ液の材料をすべて混ぜ、1とあえる。

雪下ニンジンは甘いので砂糖の量は要調整

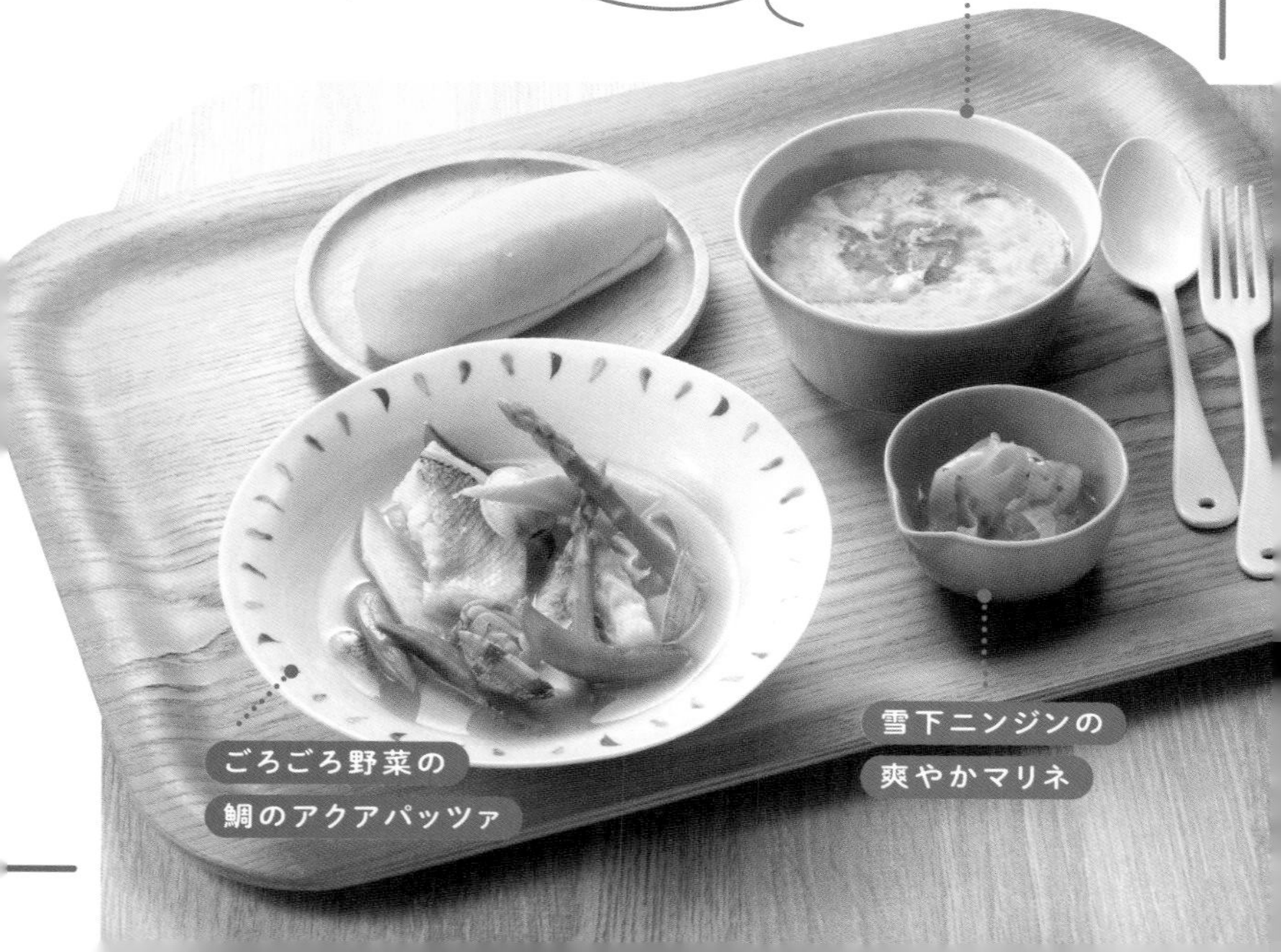
王道のコンソメスープ
雪下ニンジンの爽やかマリネ
ごろごろ野菜の鯛のアクアパッツァ

王道のコンソメスープ

材料　2人分

コンソメ（固形）…1個
水…300〜400mℓ
卵…1〜2個
ルッコラ…15〜20g
（クレソンなどでもOK）

つくり方

鍋に水、コンソメを入れてひと煮立ちしたら溶き卵とざく切りにしたルッコラを加え、軽くかき混ぜる。

ごろごろ野菜の鯛のアクアパッツァ

材料　2人分

鯛の切り身…2切れ
アサリ…6個
タケノコ（水煮）
…1/2パック（100g）
アスパラ…2本
スナップエンドウ…3個
ニンニク…適宜
オリーブオイル…大さじ2
白ワイン…100mℓ
水…100mℓ
塩コショウ…適宜

POINT

鯛ではなくても、タラなどのほかの白身魚で代用しても、おいしくいただけます。

つくり方

1. 鯛は塩をすり込んでしばらく置き、その後水でさっと洗い、ペーパーで水気をきっておく。
2. アサリは砂抜きをしておく。タケノコ、アスパラは食べやすい大きさに切っておく。スナップエンドウはすじを取っておく。ニンニクはうす切りにしておく。
3. フライパンにオリーブオイル、ニンニクを入れて加熱し、鯛、タケノコ、アサリ、白ワインを加える。煮立ってきたら水を加えて蓋をし、蒸し煮にする。
4. 蓋をあけ、残りの材料を加えてアサリの口が開いたら、塩コショウで味を調える。
5. お好みでオリーブオイルをかけてもOK。

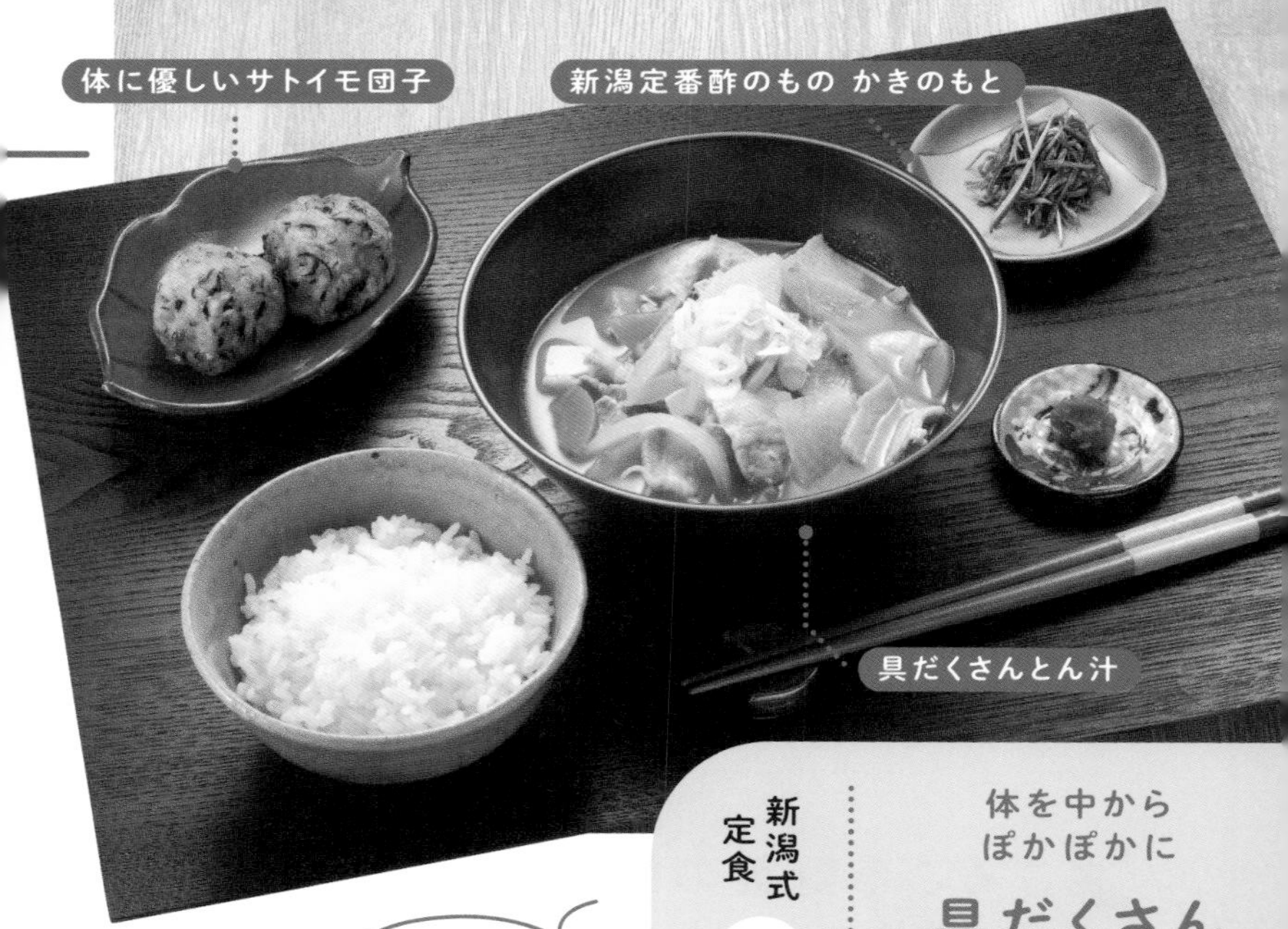
体に優しいサトイモ団子
新潟定番酢のもの かきのもと
具だくさんとん汁

新潟式定食 3

体を中から
ぽかぽかに

具だくさんとん汁定食

汁物が
メインディッシュに

体に優しいサトイモ団子

材料 2人分

サトイモ
…中3〜4個（130g）
ニンジン…5g
乾燥ひじき…1g
木綿豆腐…20g
塩…適宜
片栗粉…適量
揚げ油…適量

つくり方

1 サトイモは皮をむき、塩でぬめりをとり、よく洗っておく。その後、やわらかくなるまでゆでる。
2 ニンジンは細かな千切りにし、ひじきは水で戻し、ザルで水気をきる。
3 豆腐はよく水気をきっておく。
4 1のサトイモを滑らかになるまでマッシュし、2、3を加え混ぜ合わせる。
5 塩で味を調え、8等分に分けて丸める。
6 片栗粉を全体にまぶし、180℃の揚げ油で色付くまで加熱する。

新潟定番酢のもの かきのもと

材料 2人分

かきのもと（食用菊）
…80g
ゆで用の酢…少量
酢…大さじ2
砂糖…大さじ2
塩…小さじ1/4

つくり方

1 かきのもとの花びらを取り、酢を入れた湯でさっとゆで、水にとって水気をしぼる。
2 調味料を鍋に入れ、一度沸かし、冷ましておく。
3 **1**を**2**であえ、できあがり。

具だくさんとん汁

材料 2人分

豚バラ肉…80g
玉ネギ…60g
大根…40g
ニンジン…30g
ゴボウ…20g
まいたけ…20g
しめじ…20g
木綿豆腐…80g
しらたき…20g
だし汁…500㎖
すりおろしニンニク
…小さじ1/2
みそ…大さじ1.5
長ネギ…10g

つくり方

1 豚バラ肉・しらたきは2cm幅程度に切り、熱湯に通しておく。
2 玉ネギは大きめのくし切り、大根・ニンジンはいちょう切り、ゴボウは斜め切り、まいたけ・しめじは石づきを取りほぐしておく。木綿豆腐は食べやすい大きさに切っておく。
3 **1**、**2** だし汁を鍋に入れ、根菜がやわらかくなるまで煮込み、豆腐も加える。
4 すりおろしニンニク、みそで味を調え、器に盛り付けて薬味の長ネギをトッピングしできあがり。

POINT
味を変えるためにかんずりを添えてもOK。

新潟式定食 4

食欲ないときに最適！

新潟式疲労回復定食

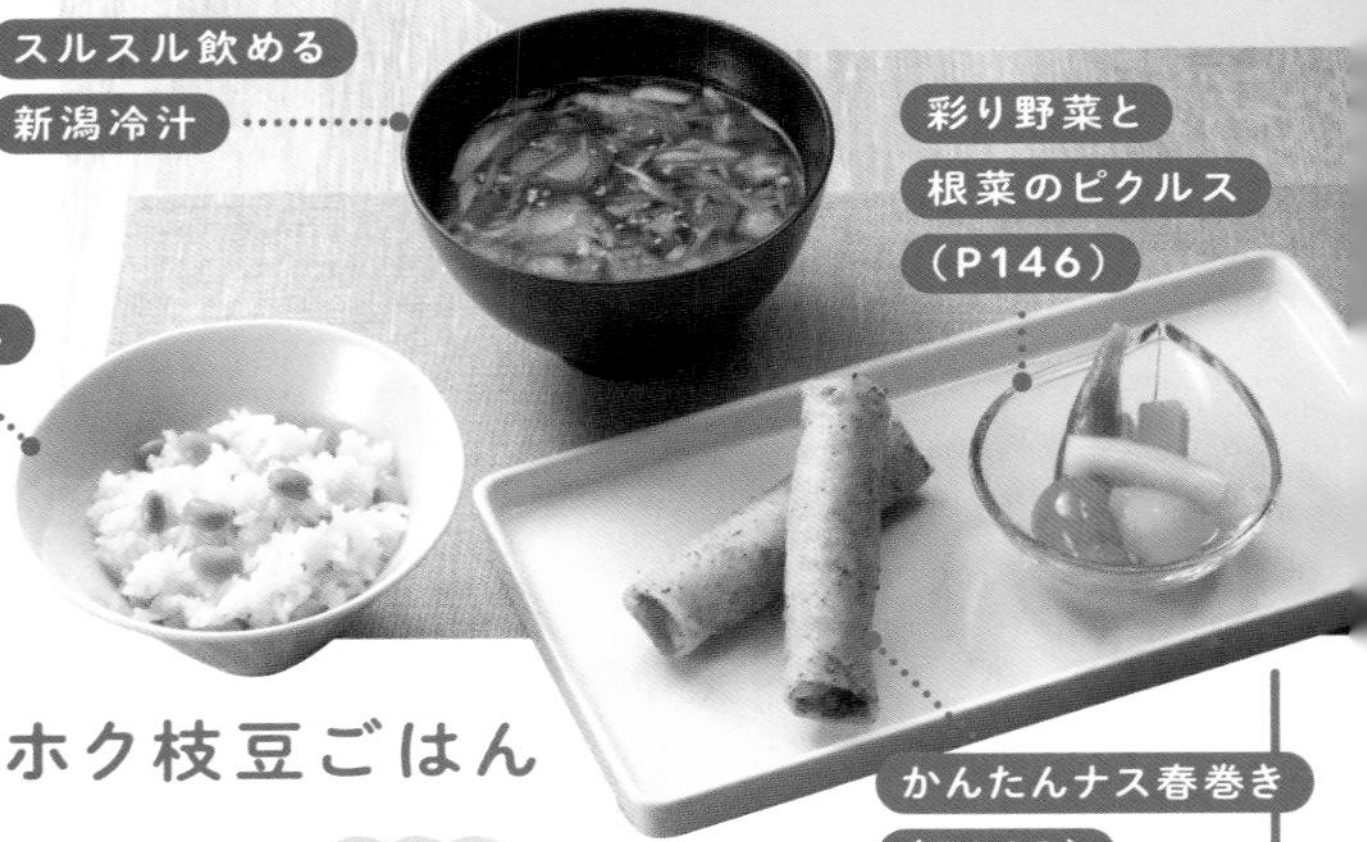
スルスル飲める
新潟冷汁
彩り野菜と
根菜のピクルス
（P146）
ホクホク
枝豆ごはん
かんたんナス春巻き
（P140）

ホクホク枝豆ごはん

材料 2合分

米…2合
むき枝豆…90g
塩…小さじ1.5
酒…大さじ1
白だし…小さじ1

つくり方

1 分量の米に調味料を加え、2合の水加減に合わせ御飯を炊く。
2 炊きあがったご飯に塩ゆでしてさやから取り出した枝豆を加えて切り混ぜる。
（枝豆は一緒に炊き込んでもOK）

スルスル飲める新潟冷汁

材料 2人分

キュウリ…1/2本
青じそ…2枚
オクラ…2本
ミョウガ…1本
みそ…大さじ1
だし汁（冷水）…2カップ
白ゴマ…適宜

つくり方

1 キュウリは輪切り、青じそ、みょうがは千切り、オクラは下ゆでをして厚めの輪切りにしておく。
2 だし汁をつくりみそを溶かしたら、冷蔵庫で冷やしておく。
3 **2** が冷えたら、**1** の具材を入れ、白ゴマをふりかけたらできあがり。

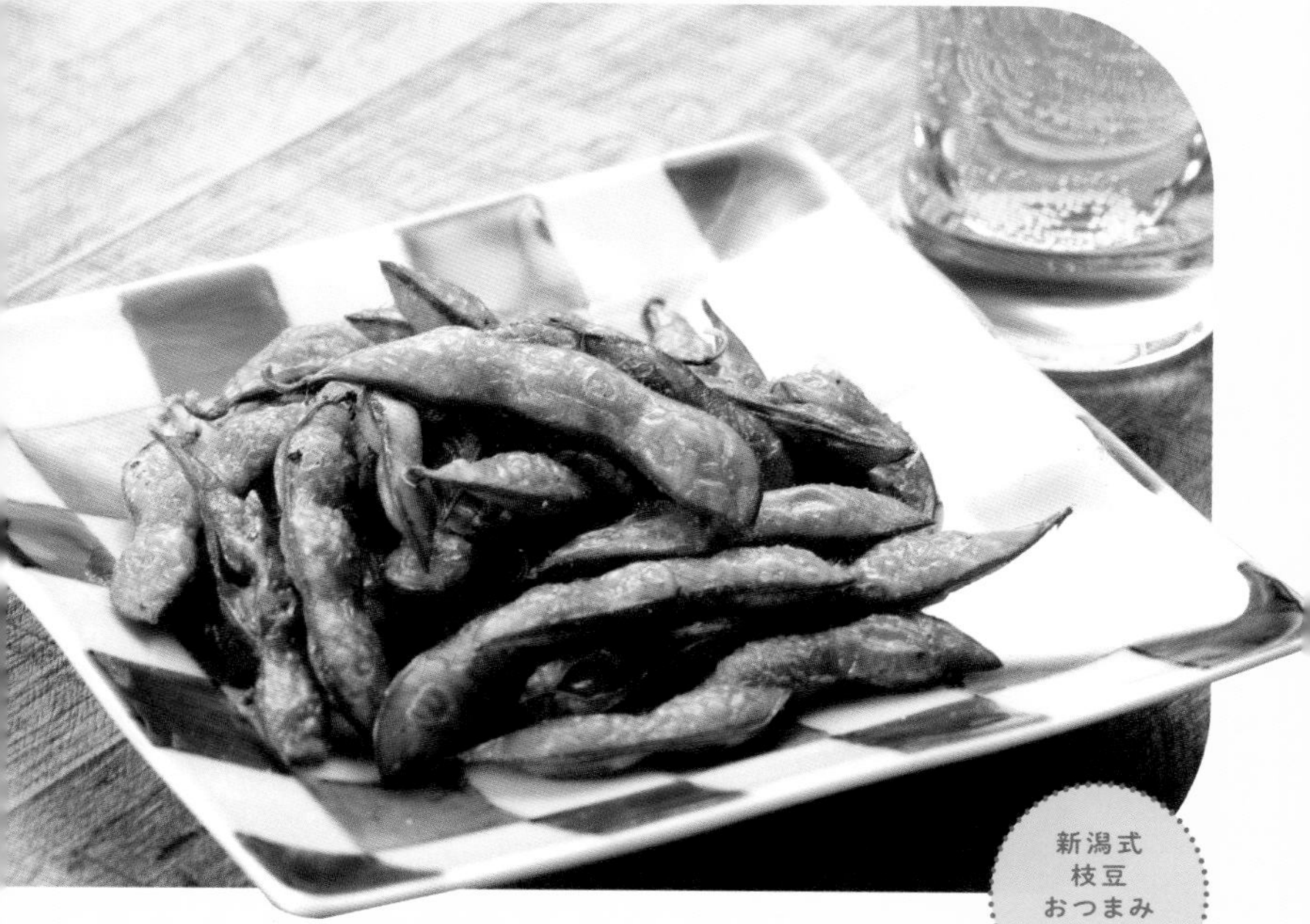

新潟式
枝豆
おつまみ
1

豆のコクがぐぐっとUP

枝豆の素揚げ

材料　**2人分**

枝豆…100g
塩…適量
揚げ油…適量
塩…適量
黒コショウ（粗挽き）・
山椒…適宜

つくり方

1 枝豆は流水でよく洗い、塩をまぶしてよくもみ込み休ませる。
2 塩を洗い流し、水気をきっておく。
3 180℃に熱した揚げ油に2を入れ、2〜3分ほど加熱する。
4 油をよくきって、塩を全体にまぶしてできあがり。
5 お好みでコショウや山椒をふりかけてもOK。皮は食べない。

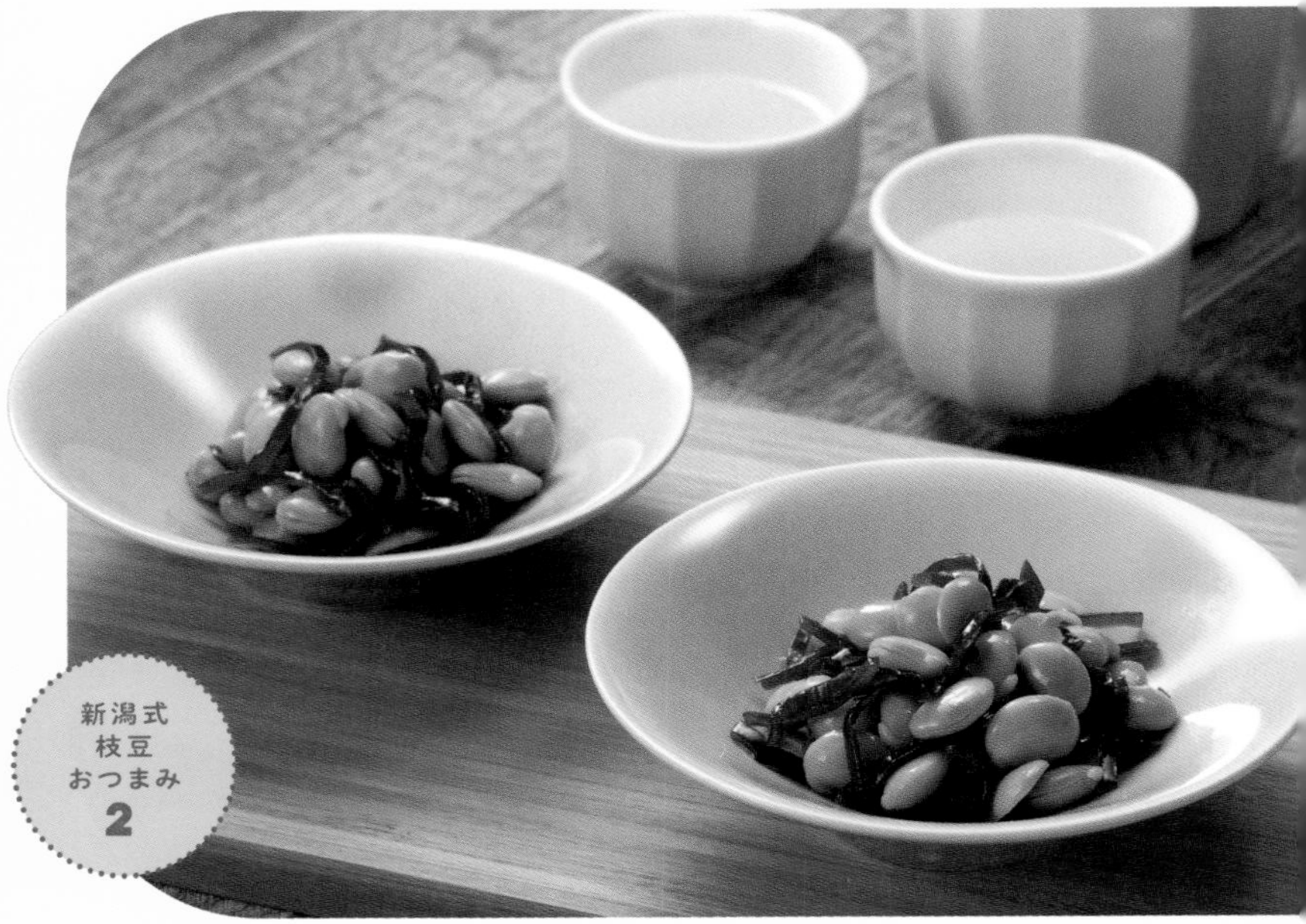

新潟式
枝豆
おつまみ
2

お口の中さっぱり

枝豆の塩こぶあえ

材料 2人分

枝豆…100g
塩…適量
塩昆布…4g

つくり方

1 枝豆は流水でよく洗い、塩をまぶしてよくもみ込み休ませ、その後さらによく洗っておく。
2 塩を加えた熱湯に枝豆を入れ、お好みのかたさになるまでゆでる。
3 豆をすべてボールに取り出し、分量の塩昆布であえる。

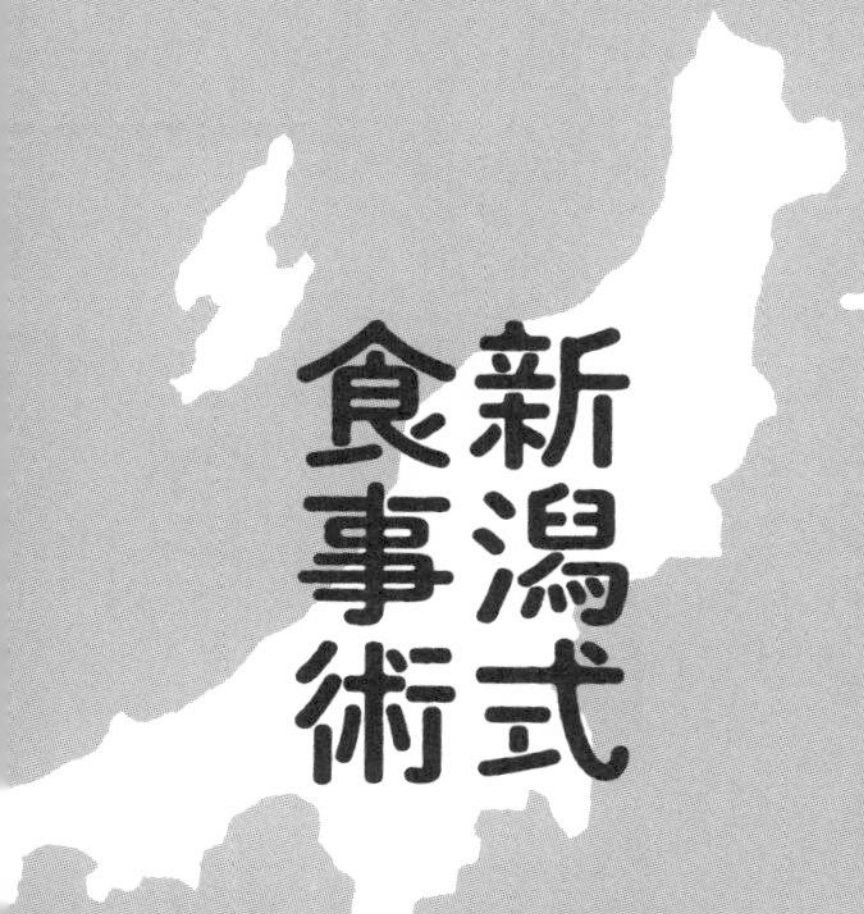

新潟式食事術

新潟式食事術にプラスしたい新潟の生活習慣

もちろん、健康の土台は「食」ですが、より健康になるためには、いかに日々を過ごすかもとても大切です。新潟県民も、そのほかの県の人も、あらためて、「健康的な生活習慣」を見直してみてはいかがでしょうか。

人と人との交流が、フレイルを予防する

NIIGATA-SHIKI

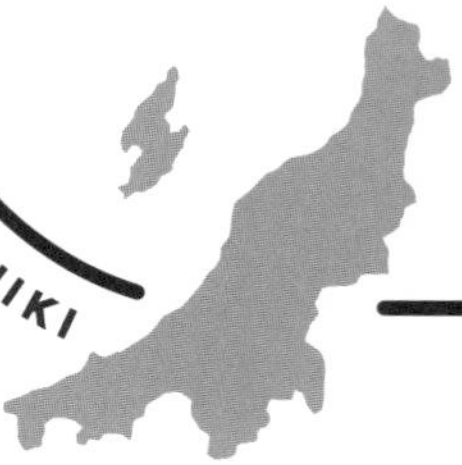

社会のきずなが健康長寿を結ぶ

これまで、食事に関して、いろいろと、説明してきましたが、最後に、新潟県民の生活習慣について、これは健康の面でとてもいいなと思うものについても、お伝えできたらと思います。

私が新潟県民の暮らしぶりを見て、一番いいなと思うのが、65歳以上の一人暮らしの割合が少ないことです。

その少なさは、全国で4位（「平成27年国勢調査－抽出速報集計結果からみる高齢化社会－」総務省統計局）。

多くの人が高齢者になっても、家族とともに、暮らしています。

誰かと暮らす。実は、これが、98ページで述べた、フレイルを予防するのに、非常に効果があるのです。

なぜなら、誰かと暮らすことで会話が増えるからです。

内閣府が発表した「平成28年版高齢者社会白書」によると、電話やEメールなども含んだ高齢者の会話の頻度は、単身世帯を除く世帯の場合「毎日会話がある」という人が90％以上いました。

しかし、単身世帯で毎日人と会話しているのは75・7％程度であり、「2日～3日に1回」という人が14・6％もいるのです。

会話の量が減ると、それだけ口も動かさなくなるので、口やあご回りの筋肉が衰えやすくなります。

さらには、会話が減れば減るほど、脳への刺激も減るので、脳も衰えやすくなるということも考えられます。

また、1人での食事は、多人数で食べる食事に比べて、早食いになり、あまり噛まなくなるともいわれています。

そうすると、噛む力が減少し、お肉などの栄養がある食材をかたいから食べなくなってしまいます。

そして、よく噛まなくなると、それだけ栄養の吸収も悪くなります。

決して、一人暮らしの方が、健康になれないといっているわけではありません。

一人暮らしの方は、意識的に、積極的に、身内や友人、地域の人たちと交流を持つようにしてほしいのです。

高齢者こそ積極的な社会参加を！

フレイル予防の重要な柱といわれているのが、社会参加です。会話を増やして、活動的になり、社会参加をすることは、大いにフレイルの予防につながっていきます。

ご自身がおひとりで暮らしている方、ご両親や友人が1人で暮らしている方、ぜひ会話を増やすようにしてみてください。

「元気？」とか「暑いね」とか些細《ささい》な会話でもいいと思います。

きっとそれが、ご自身の、そして大切な人の健康を支えてくれるはずです。

寒い冬こそ、ダイエットの本番！

NIIGATA-SHIKI

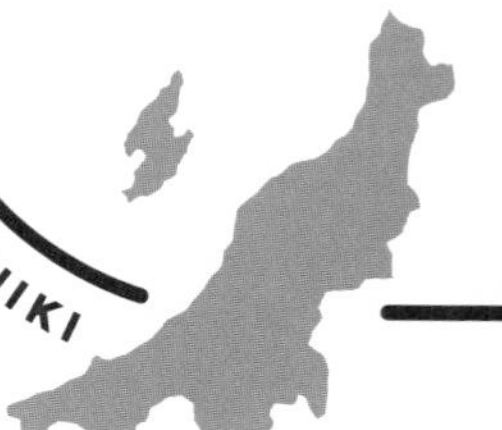

雪かきは、立派な運動!?

ダイエットのために体を動かすといえば、ジョギングなどを思い浮かべがちですが、実はそれと同等に、家事もダイエットにいいんです！

皆さん、メッツという運動や身体活動の強度の単位をご存じでしょうか。循環器医療の現場では、なじみがある言葉ですが、意外に一般的ではないかもしれません。

それは、横になったり座ってラクにしている安静時の状態を1として、それと比較して、何倍のエネルギーを消費するかで活動の強度を示したものです。

循環器の臨床現場では、主に心筋梗塞後、心臓手術後などの心臓リハビリで指標として用いています。

個々の運動や身体活動の強度（メッツ）を指標に「何メッツ相当の運動ができれば、ここまでの活動が可能です」といったことを、復帰を目指してる患者さんに指導しています。

例えば、**皿洗いをするのは、1・8メッツ、洗濯は2・0メッツ、ゴルフは4・0メッツ**など、いろいろな日常生活の活動も数値が決められていて面白いのですが、ここでメッツにかかわる問題です。

Q

ジョギングと同じエネルギーを消費する、特に山沿いの新潟県民が冬に行う家事は何でしょうか？

正解は雪かきです。

ジョギングと同様に雪かきは６・０メッツあります。

なぜ、雪かきがこんなに高いのでしょう。

もちろん、その作業の大変さもあると思いますが、私は、冬の寒い中で体を動かしているというのも、大きいのではないかと思っています。

夏に運動をすると汗はかきますし、なんとなく暑さで脂肪が解けそうなイメージがあるからか、夏がヤセやすいと思っているほうが多いようです。

しかし、実は、冬に運動をした方がヤセるともいわれています。

なぜなら、体温を維持するためにエネルギーを使うからです。

冬は夏より代謝があがっており、脂肪燃焼しやすいのです。

ですから、寒いからといって、家にじっとしているのは、もったいない。
ぜひ、**寒い冬こそ、外に出て運動してみてはいかがでしょうか。**

ただし、寒い冬の運動がいいといっても、高齢者の方は、室内と外の温度差に注意しながら行ってみてください。

家の暖かいところから、急に外にいくと、心筋梗塞や脳卒中の心配があります。
暖房を切ってしばらく家にいる、暖房がついていない部屋で準備体操をする、など外との気温差があまり感じない状況になってから、外に出て体を動かすのがオススメです。

また、体の中から温めることも大切なので、外の運動で体が冷えたときは、ぜひ温かいものを食べるとよいでしょう。

おわりに

地形と環境がもたらした「健康食文化」

今回、新潟式食事術と題して、私の地元、新潟の食をご紹介しましたが、これは決して、身内びいきで選んだわけではありません。

偶然にも私が、健康食の宝庫、新潟に生まれただけです。

ではなぜ、新潟が健康食の宝庫なのでしょうか。

大きな理由が2つあると私は考えます。

1つは、豊富な食材、豊かな食文化が生まれる、地理的、歴史的な背景があることです。

そもそも健康的な食事とは何なのかを考えたとき、一番の理想は、さまざまな品目を食べることです。

厚生労働省も健康のためには、1日に30品目が目標といっていました。

それを実現するのは、なかなか難しいと思いますが、いろいろな品目のものを食べるというのは、非常に重要なことであることは間違いありません。

そして、いろいろな品目を食べるには、それだけ豊かな食材が必要になります。

その点新潟は、豊富な食材がそろう県です。

新潟は、日本の真ん中あたり、日本海側に面する縦に細長い県です。

大きさも全国5位となかなかの大きさ。

その広大な土地の中に、日本一長い信濃川をはじめ、阿賀野川など、川があり、越後山脈、三国山脈といった山々がある一方、日本で第4位の広さを誇る越後平野が広がっています。

沖縄に続いて2番目に大きな島である佐渡島もある。

非常にバラエティ豊かな環境で、海魚、川魚、野菜、果物、多種多様な食材が豊富にとれます。

さらに新潟は、日本の物流を支える大動脈である北前船最大の寄港地でした。北から、西から、いろいろな食文化が入ってきました。

雪深い土地でもあるので、発酵食品などの保存食も発達しました。

また、細長いがゆえに、上越、中越、下越の3つ、そして佐渡と大きく4つの文化圏に分かれており、それぞれでさまざまな食文化が育っていったのです。

健康的な食生活の文化が残った

もう1つが、古きよき野菜中心の日本食文化が根付いていたことがあげられるのではないでしょうか。

これは変化を嫌う、消極的な新潟県民の気質もあったのかもしれませんし、物流網が海から陸に代わっていく中で、新潟が雪と高い山々で隔絶されてきたことも、大きな要因であるように思います。

欧米的な食生活への変革が比較的遅く、お米はもちろん、伝統野菜、発酵食、保存食、魚、日本酒などなど日本の食文化が当たり前の風景として、まだ新潟には残っているように感じます。

ユネスコ無形文化遺産に「栄養バランスに優れた健康的な食生活」という理由で選ばれた「和食の文化」が長く残っていたのが、新潟だといえるのではないでしょうか。

残念ながら、新潟の食、料理は「健康食」としては、新潟県民にすら知られていないようです。

なぜなら新潟県民にとっては「当然のように食べている食事」だからです。

おわりに

健康のために、特に意識して食べてはいなかったのです。新潟の素晴らしい家庭料理や伝統料理、新潟で当たり前に食べられていた食材を若い世代はあまり食べなくなっているという話も聞きます。

さらにいえば、新潟県民でも、元気ではない人もいます。

だからこそ今回、医学的な見地からあらためてその素晴らしさ、価値を伝えようと思ったのです。

左ページに、新潟の健康食材の産地をまとめてみましたが、これはあくまでも一部です。

そのほかにも素晴らしい食材がたくさん隠れています。

本書によって、その価値に皆さんが気付き、いつまでもこの食文化が残ることを心から祈っております。

循環器専門医　五十嵐祐子

新潟 健康食材MAP

海、山、川がある新潟は、魅力的な食材がいっぱい。
その一例をご紹介します。

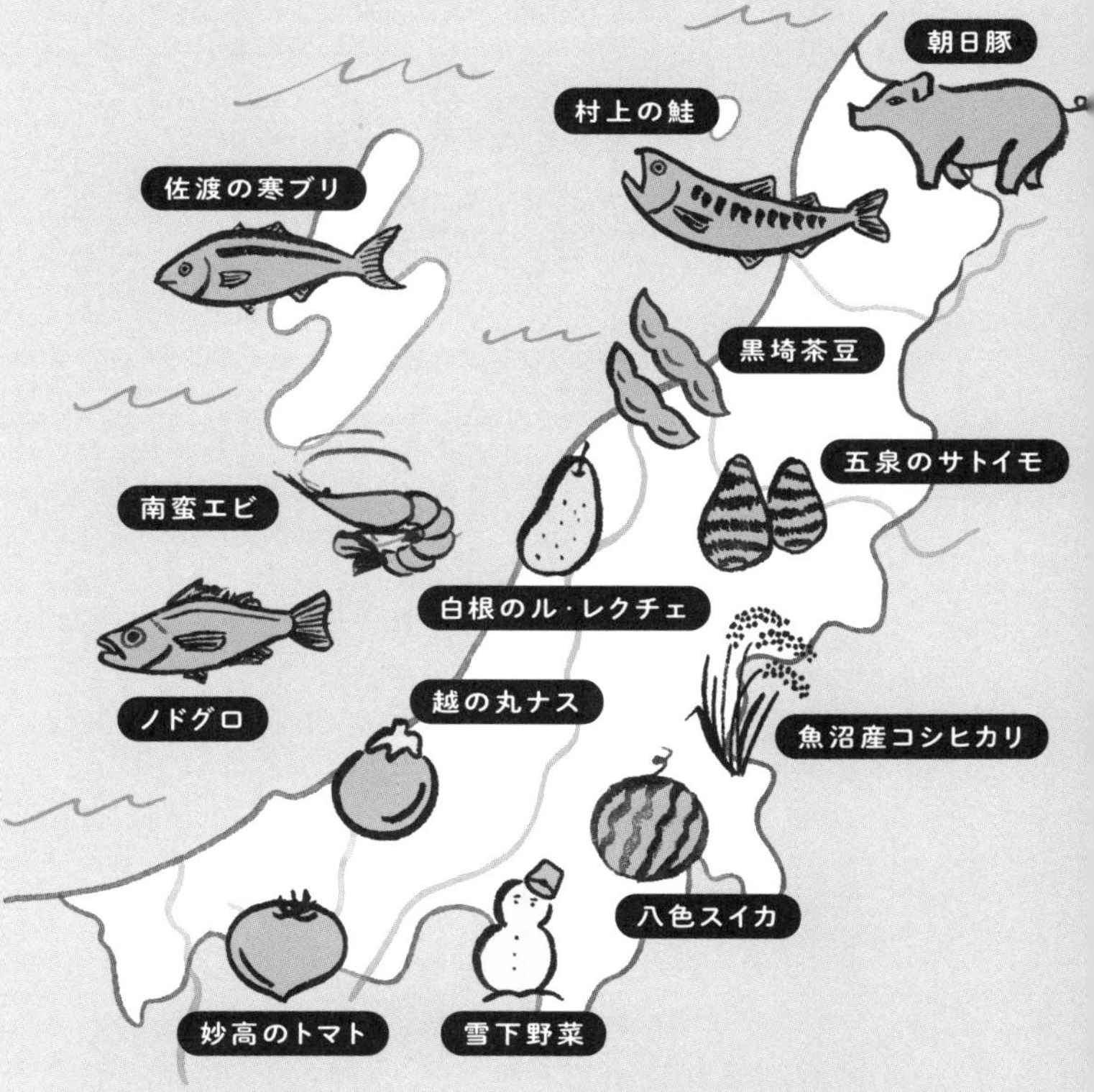
朝日豚
村上の鮭
佐渡の寒ブリ
黒埼茶豆
五泉のサトイモ
南蛮エビ
白根のル・レクチェ
ノドグロ
越の丸ナス
魚沼産コシヒカリ
八色スイカ
妙高のトマト
雪下野菜

MAPの食材は本書で紹介したものを一部掲載しております。
同じ食材で新潟のほかの地域でも多くつくられているものもあります。

医師がすすめる新潟式食事術
長生きの秘けつがここにありました。

発行日　2020年11月2日　第1刷

著者	五十嵐祐子

本書プロジェクトチーム

編集統括	柿内尚文（新津の三色だんご好き）
編集担当	中村悟志（旧新津市生まれ）
編集協力	本間大樹（新潟市在住）
デザイン	南彩乃（長岡市生まれ）（細山田デザイン事務所）
レシピ協力	水沢麻奈美（上越地域医療センター病院 管理栄養士）
写真	春日昭二（新潟市在住）
料理スタイリング	小島富美子（新潟市在住）、こじまひでき（新潟市在住）
協力	福山卓（上越地域医療センター病院 事務長）、 田代貴久（祖父のルーツは新潟県）（キャスティングドクター）
イラスト	ヤマグチカヨ（新潟の甘酒好き）
校正	中山祐子（こしあんの笹だんご好き）
DTP	明昌堂　新潟支社

営業統括	丸山敏生
営業推進	増尾友裕、藤野茉友、綱脇愛、大原桂子、桐山敦子、矢部愛、 寺内未来子
販売促進	池田孝一郎、石井耕平、熊切絵理、菊山清佳、吉村寿美子、矢橋寛子、 遠藤真知子、森田真紀、大村かおり、高垣真美、高垣知子
プロモーション	山田美恵、林屋成一郎
講演・マネジメント事業	斎藤和佳、志水公美

編集	小林英史、舘瑞恵、栗田亘、村上芳子、大住兼正、菊地貴広
メディア開発	池田剛、中山景、長野太介、多湖元毅
総務	生越こずえ、名児耶美咲
管理部	八木宏之、早坂裕子、金井昭彦
マネジメント	坂下毅
発行人	高橋克佳

発行所　株式会社アスコム

〒105-0003
東京都港区西新橋2-23-1　3東洋海事ビル
編集部　TEL：03-5425-6627
営業部　TEL：03-5425-6626　FAX：03-5425-6770

印刷・製本　中央精版印刷株式会社

Printed in Japan ISBN 978-4-7762-1080-1